Geovana Martin Alemañy

Nutrición y Ejercicio en Hemodiálisis

Geovana Martin Alemañy

Nutrición y Ejercicio en Hemodiálisis

Cómo el ejercicio y la nutrición pueden mejorar la masa muscular y la funcionalidad física en personas en hemodiálisis

PUBLICIA

Imprint
Any brand names and product names mentioned in this book are subject to trademark, brand or patent protection and are trademarks or registered trademarks of their respective holders. The use of brand names, product names, common names, trade names, product descriptions etc. even without a particular marking in this work is in no way to be construed to mean that such names may be regarded as unrestricted in respect of trademark and brand protection legislation and could thus be used by anyone.

Cover image: www.ingimage.com

Publisher:
PUBLICIA
is a trademark of
Dodo Books Indian Ocean Ltd. and OmniScriptum S.R.L publishing group

120 High Road, East Finchley, London, N2 9ED, United Kingdom
Str. Armeneasca 28/1, office 1, Chisinau MD-2012, Republic of Moldova, Europe
Managing Directors: Ieva Konstantinova, Victoria Ursu
info@omniscriptum.com

Printed at: see last page
ISBN: 978-3-639-55631-5

Abreviaturas

ERC, *Enfermedad renal crónica*

TFG, *Tasa de filtrado glomerular*

ERCA, *Enfermedad renal crónica avanzada*

TRR, *Terapia de remplazo renal*

DM, *Diabetes mellitus*

HTA, *Hipertensión arterial*

DP, Diálisis *peritoneal*

HD, *Hemodiálisis*

SUP, *Sistema Ubiquitin Proteosoma*

Ub, *Ubiquitina*

FoXo, *Factor de transcripción forhead*

NFkB, Factor de transcripción asociado a inflamación

DPE, *Desgaste proteico energético*

MICS, *Síndrome de desnutrición-inflamación*

ISRNM, *International Society of Renal Nutrition and Metabolism*

ASPEN, *American Society of Parenteral and Enteral Nutrition*

CON, *Complementación Oral Nutricional*

EBPG, *European Best Practice Guidelines*

IMC, *Índice de masa corporal*

ER, *Ejercicio de resistencia*

AMB, *Área muscular del brazo*

CB, *Circunferencia de brazo*

EA, *Ejercicio aeróbico*

ÍNDICE

Resumen

Antecedentes: Los pacientes con enfermedad renal crónica tienen una alta prevalencia de desgaste proteico energético, aunado a esto, los pacientes tienen pérdida cuantitativa (cantidad de masa muscular) y cualitativa (funcionalidad muscular) de la masa muscular, dentro de las estrategias para tratar estas alteraciones en el paciente con enfermedad renal crónica avanzada en hemodiálisis se encuentran el ejercicio y la complementación oral nutricional, mismos que han demostrado aumentar la cantidad de la masa muscular y mejorar la calidad de la masa muscular y funcionalidad física de los pacientes en hemodiálisis, sin embargo estudios metabólicos han demostrado que la combinación de la complementación nutricional oral con el ejercicio aumenta la respuesta anabólica del músculo esquelético en personas sanas, pero esta estrategia ha sido poco estudiada en esta población de pacientes y los estudios que han evaluado lo anterior no han podido demostrar el efecto agregado que pudiera tener el ejercicio al ser combinado con el complemento nutricional oral; además de lo anterior no existe hasta el momento un programa de ejercicio bien definido y tampoco se conoce si el ejercicio debería de ser combinado con un soporte nutricio en esta población de pacientes.
Objetivo: Evaluar el efecto de un programa de ejercicio (aeróbico + anaeróbico) más complementación oral nutricional en comparación con la complementación oral nutricional sin ejercicio durante seis meses en la calidad y cantidad de la masa muscular de pacientes en hemodiálisis.
Diseño de estudio: Ensayo clínico aleatorizado abierto a dos grupos paralelo.
Población de estudio: Pacientes en programa de hemodiálisis del Hospital General de México, Dr. Eduardo Liceaga. **Mediciones:** Se medirá la cantidad de la masa muscular por tomografía computarizada para evaluar el área transversal del músculo del muslo e impedancia bioeléctrica y se calculará la masa libre de grasa, área muscular del brazo y circunferencia muscular del brazo por antropometría. Se medirá la calidad muscular con tomografía computarizada para evaluar la infiltración de lípidos intra e intermusculares y con diferentes pruebas de funcionalidad física (Six Minute Walk test, Time Up and Go test, 5s-sit to stand test y Short Physical Performance Battery).
Análisis estadístico: Se utilizará como medidas de resumen y de dispersión, medias y desviación estándar para las variables continuas con distribución normal y en el caso de las variables continuas con distribución no paramétrica se reportarán los datos en medianas con sus rangos intercuartiles. Para las variables categóricas se utilizarán números absolutos y proporciones y chi cuadrada.
Al finalizar la intervención se compararán las mediciones finales con las mediciones basales con *t de student* para muestras independientes o U de Mann- Whitney. De igual forma se realizará un análisis por protocolo para aquellos pacientes que se adhirieron en un 80% o más a la intervención y un análisis por intención a tratar

1. Marco Teórico

1.1 Definición y clasificación de la enfermedad renal crónica

La Kidney Disease Improved Global Outcomes (KDIGO) define que la enfermedad renal crónica (ERC) se caracteriza por anormalidades estructurales o funcionales presentes por más de tres meses, con implicaciones para la salud y se clasifica en cinco diferentes estadios de acuerdo con la tasa de filtrado glomerular (TFG) y a la albuminuria como se muestra en la **tabla 1**[1].

Llegado el estadio cinco, conocido como enfermedad renal crónica avanzada (ERCA), el paciente requerirá de terapia de reemplazo renal (TRR), ya que si no se trata de manera efectiva puede conducir a la muerte.

Pronóstico de ERC por TFG y Categorías de Albuminuria: KDIGO 2012				Categorías de albuminuria persistente Descripción y rango		
				A1	A2	A3
				Normal a levemente incrementada	Moderadamente incrementada	Severamente incrementada
				<30 mg/g <3-30 mg/mmol	30-300 mg/g 3-300 mg/mmol	>300 mg/g >30 mg/mmol
Categorías de TFG (ml/min/1.73 m^2) Descripción y rango	G1	Normal o alta	≥90			
	G2	Levemente disminuida	60-89			
	G3a	Leve a moderadamente disminuida	45-59			
	G3b	Moderada a severamente disminuida	30-44			
	G4	Severamente disminuida	15-29			
	G5	Falla renal	<15			

Verde: bajo riesgo (si no existen otros marcadores de enfermedad renal, no ERC); Amarillo: riesgo moderadamente incrementado; Naranja: alto riesgo; Rojo: muy alto riesgo.

Tabla 1. Pronóstico de la enfermedad renal crónica de acuerdo con las categorías de TFG y albuminuria

1.2 Prevalencia de la ERC en México

En México la principal causa de enfermedad renal crónica es la Diabetes mellitus tipo 2 (DM2), que afecta a 6.4 millones de adultos mexicanos, seguida de Hipertensión Arterial (HTA) que afecta a 22.4 millones según la ENSANUT 2012 [2]. Hoy en día, la disminución en la mortalidad de los pacientes con DM2 e HTA ha permitido la evolución de diferentes complicaciones como la ERC. México tiene una de las prevalencias más elevadas de DM2 a nivel mundial[3].

Se desconoce la prevalencia de pacientes en terapia de reemplazo renal en México ya que no existe un registro nacional de los programas de ERC sin embargo, sus resultados indican que la población derechohabiente del IMSS tiene una prevalencia de ERCA en adultos mayor a 1000 por millón de derechohabientes. Para el 2008, López-Cervantes et al. con base en datos provenientes de distintas fuentes, estimó que 129 mil pacientes presentaban ERC avanzada y que sólo alrededor de 60 mil recibían algún tipo de tratamiento[3].

Según el estudio KEEP elaborado por la National Kidney Foundation en el 2008, encontró una prevalencia de Enfermedad Renal Crónica del 22% en la Ciudad de México y un 33 % en Jalisco, estas prevalencias no fueron significativamente diferentes a las de Estados Unidos (26 %)[4].

Recientemente se calculó que la prevalencia de ERC en todo el mundo es de un 8-16% y las causas principales de la misma son DM2 e HTA. La incidencia y prevalencia de ERC difiere de acuerdo a la región y país, y se espera que los casos de la misma se incrementen de manera desproporcional en países en vías de desarrollo, y esto se verá aún más reforzado si las tendencias de aumento de hipertensión arterial y diabetes persisten[5].

En el año 2013 se llevó a cabo un estudio transversal en poblaciones de alto riesgo para desarrollar ERC en comunidades urbanas y rurales en el estado de Jalisco, y se encontró una prevalencia del 31.3 % de ERC en 9,169 participantes[6].

En otro estudio transversal se observó que de seiscientos diez pacientes voluntarios a participar en un programa de detección de enfermedad renal crónica más del 50

% reportaron antecedente familiares de DM, HTA y obesidad, y el 30 % de ERC. En este mismo estudio se reportó que el porcentaje de prevalencia de ERC fue de 14.7 %, y se reportó que ninguno de estos sujetos sabía de su enfermedad[7].

1.3 Terapia de reemplazo renal

La Terapia de Reemplazo Renal (TRR) es cualquier terapia extracorpórea de depuración de la sangre que pretende sustituir la función renal durante un período de tiempo prolongado.

Existen dos tipos de TRR que son Diálisis Peritoneal (DP) y Hemodiálisis (HD), la primera de las modalidades de la TRR cumple con la finalidad de remover todos los desechos nitrogenados a través de una bolsa que contiene líquido de diálisis conectada a un catéter por el cual se introduce líquido a la cavidad abdominal. En este sistema el peritoneo actúa como membrana semipermeable la cual permite que los solutos de la sangre lo atraviesen por difusión hacia la cavidad peritoneal.

En la segunda modalidad se utiliza un circuito extracorpóreo para difundir sustancias por una membrana semipermeable bidireccional. El procedimiento consiste en bombear sangre heparinizada a un flujo de 300 a 500ml/min, mientras que el líquido de diálisis también es impulsado por la máquina a contracorriente a una velocidad de 500 a 800ml/min[3].

1.4 Aspectos moleculares y fisiológicos del catabolismo proteico en la ERC

En condiciones normales se estima que el recambio proteico en un adulto va de un 3-5% de proteína corporal al día, lo cual ocurre en rangos que van de 3.7-4.7 g/kg/día de proteína, esto equivale a destruir y reconstruir de 1 a 1.5 kilogramos de músculo al día (asumiendo que un 20% del músculo es proteína). Desde esta perspectiva, es obvio pensar que el proceso de degradación de proteína es altamente selectivo, debido a que toda la proteína que se degrada está irreversiblemente perdida[8].

Las anormalidades en el músculo esquelético que presenta el paciente con ERC se han descrito desde hace más de un siglo[9] y se conoce que en esta población la acidosis metabólica lleva a un proceso de inflamación persistente de bajo grado, la cual parece ser uno de los factores más importantes que causan desgaste muscular mediante el incremento de catabolismo proteico, la disminución de síntesis de proteínas o mediante ambas anormalidades[10]. La etiología del desgaste muscular es multifactorial pudiendo encontrar asociado al mismo diferentes comorbilidades, a la terapia de reemplazo renal, al hipermetabolismo, diferentes desórdenes metabólicos, la disminución en la ingestión de energía y de proteína, el aumento en la expresión de miostatina, el aumento de angiotensina II, el estrés oxidativo, entre otros. **(Ver Figura 1)**

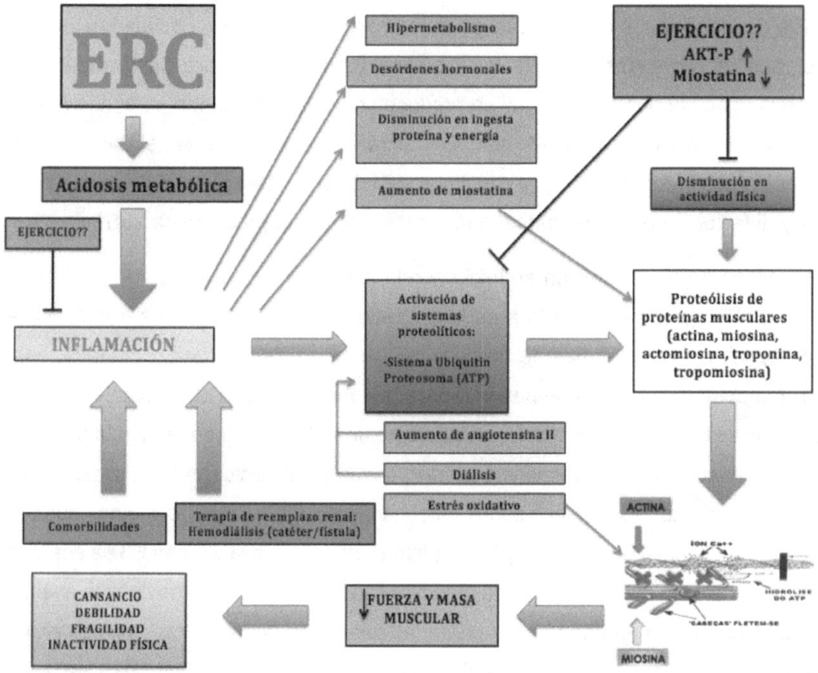

Fuente: Elaborado por Geovana Martin Alemañy

Figura 1. Etiología multifactorial del desgaste muscular en pacientes con enfermedad renal crónica

Este proceso inflamatorio activa diferentes sistemas catabólicos, como lo es el sistema ubiquitin proteosoma (SUP) y las caspasas-3, los cuales son los mayores responsables de la degradación selectiva de proteínas contráctiles y de la oxidación irreversible de aminoácidos de cadena ramificada[11].

Hace algunos años se pensaba que el principal responsable de este desgaste muscular era la poca ingesta de proteína, sin embargo, con el descubrimiento de estos mecanismos proteolíticos se sabe que la desnutrición juega un papel menos importante[11,12].

El SUP es la mayor vía de degradación de proteínas en el músculo esquelético; este inicia dos reacciones bioquímicas: primero, marca las proteínas destinadas para su degradación conjugándola con la ubiquitina (Ub), un miembro de la familia de proteínas de choque térmico que se producen en la célula cuando se encuentra en un medio ambiente que le produce estrés, molecularmente el sistema de ubiquitinación consta de tres enzimas (E1,E2,E3). Después del proceso de ubiquitinación, la proteína marcada es degradada por el proteosoma 26S[8,13].

El proceso de ubiquitinación se inicia con la activación dependiente de ATP de la isoforma E1 (enzima activadora de la ubiquitina). La Ub activada es transferida a una de las 20-40 isoformas de una enzima llamada E2-ubiquitina conjugada, esta enzima actúa como un acompañante para la ubiquitina hacia su siguiente destino, la enzima E3 ligasa, esta enzima actúa como una plataforma en la cual la proteína diana y el complejo E2-ubiquitina pueden unirse e interactuar. La enzima E3 es extremadamente específica sobre cual enzima E2 y cual proteína pueden interactuar. Cuando la proteína y la ubiquitina son unidas a la enzima E3 se acercan lo suficiente para poder transferir la ubiquitina a la proteína diana, es decir la enzima E3 ubiquitin ligasa reconoce a las proteínas que serán degradadas y las liga a uno de los residuos de lisina de la Ub. Esta reacción es más selectiva y es catalizada por más de 1000 enzimas E3 ubiquitin ligasa, las cuales reconocen sustratos de proteína específicos (o posiblemente solo a una clase de proteínas). Esta reacción se repite hasta crear una cadena de poliubiquitina que puede consistir en 4 a 5 ubiquitinas en la proteína diana, este es el último paso para que la proteína pueda ser degrada. La cadena de ubiquitina puede ser reconocida por el proteosoma 26S, un organelo que consiste en más de 60 proteínas. En presencia de ATP el proteosoma degrada a la proteína en péptidos, los cuales son convertidos en aminoácidos por peptidasas citosólicas. La ubiquitina puede ser reciclada[13]. **(Ver figura 2)**

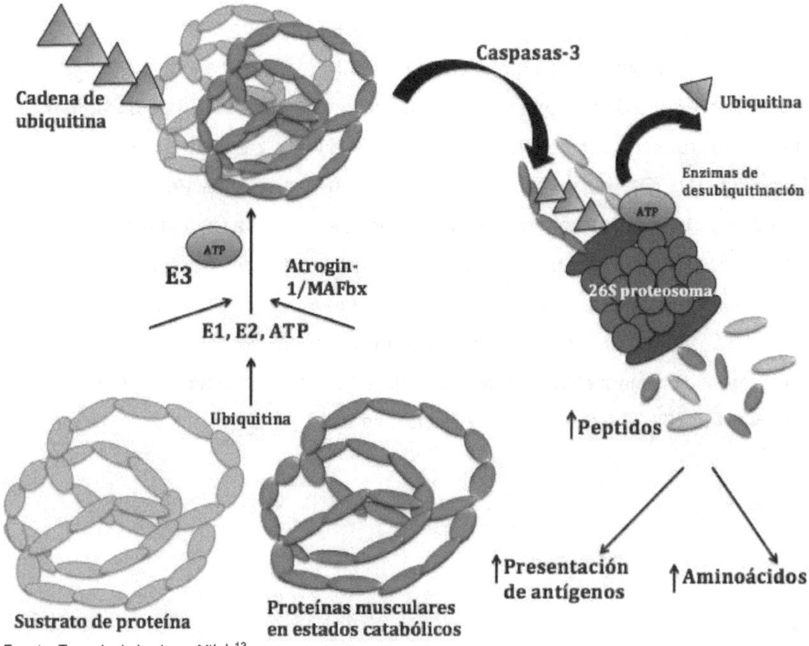

Fuente: Tomado de Lecker y Mitch[13]

Figura 2. Sistema Ubiquitin Proteosoma

Estas reacciones de conjugación de la Ub con sustratos de proteínas y su posterior degradación están aceleradas en condiciones catabólicas.

La descripción de estas reacciones químicas fueron resaltadas por los ganadores del Premio Nobel de Química 2004 Avram Hershko, Aaron Ciechanove e Irwin Rose (http://nobelprize.org/chemistry/laureates/2004/) como descubridores de la Ub y su rol bioquímico en la degradación de proteínas.

Existe un incremento en la expresión de contribuidores clave en este proceso de degradación de proteínas, estos se pueden reconocer por incrementos del ARNm de diferentes componentes, incluyendo Ub, subunidades del proteosoma 26S, y dos

E3 ubiquitin ligasas, Atrogin-1 (también conocida como MAFbx) y MuRF-1. Estas dos E3 ubiquitin ligasas son críticas en la proteólisis muscular y su expresión incrementa drásticamente (hasta 20 veces) en el músculo de ratas con catabolismo muscular inducido por uremia, deficiencia de insulina, cáncer e inanición[14,15].

Se han identificado dos factores en la activación de estas dos E3 ubiquitin ligasas, el factor de transcripción forkhead (FoxO) y el factor de transcripción asociado a inflamación (NFkB), y se ha establecido que en condiciones en las cuales hay alteración en la señalización del factor de crecimiento similar a la insulina (IGF-1) o insulina, como sucede en la enfermedad renal crónica, diabetes, exceso de angiotensina II e inflamación, se activa (defosforila) la transcripción del factor de transcripción FoxO, los FoxO defosforilados (activados) se traslocan al interior del núcleo para incrementar la transcripción de diferentes E3 ubiquitin ligasas como Atrogin-1, MuRF1 y atrogenes[16, 17]. **(Ver figura 3)**

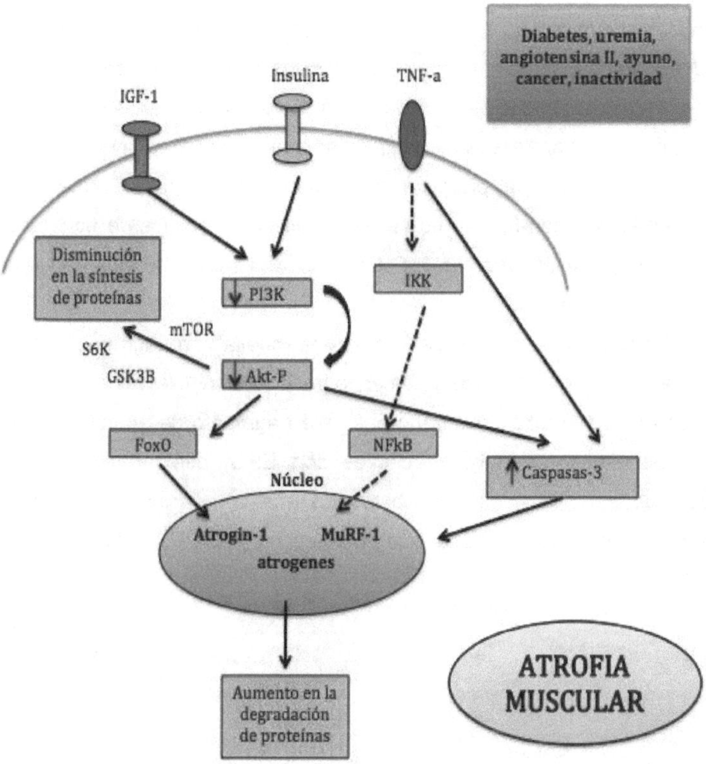

Fuente: Tomado de Lecker, Goldberg y Mitch.[16]

Figura 3. Alteración en la señalización de IGF1/Insulina

De igual forma el NFkB se activa en respuesta a la inflamación, y este a su vez se trasloca al núcleo para incrementar la transcripción de MuRF-1 (E3 ubiquitin ligasa) y de otros mediadores de inflamación[18].

Cabe mencionar que el SUP, degrada proteínas individuales del músculo esquelético, incluyendo actina, miosina, troponina o tropomiosina, sin embargo, su actividad proteolítica se ve limitada cuando estas proteínas están presentes en complejos proteicos como lo es la actomiosina. Esto significa que se requiere de la participación de otras proteasas para que estas puedan ser divididas y degradadas. Se ha encontrado que la proteasa responsable de degradar proteínas más complejas es la caspasa-3, esta es capaz de dividir complejos de actomiosina y miofibrillas para producir sustratos, los cuales pueden ser degradados rápidamente por el SUP[19]. **(Ver figura 2)**

La acción proteolítica de la caspasa-3, deja una "huella", un fragmento de 14-kDa de actina, la cual puede ser encontrada en la fracción insoluble del músculo.

En algunos estudios se ha observado que este fragmento de 14-kD de actina se encuentra elevado en aquellos pacientes con ERC, osteoartritis y pacientes quemados, de igual forma se ha observado una correlación positiva entre la degradación de proteínas y este fragmento de actina ($r=0.787$, $p<0.01$)[20].

2. ANTECEDENTES

2.1 Alteraciones nutricionales y metabólicas de pacientes en hemodiálisis

2.1.1 Desgaste Proteico Energético (DPE)

Los pacientes que se encuentran en hemodiálisis crónica tienen una alta prevalencia de tener desnutrición energético-proteica e inflamación, a estas dos condiciones que ocurren de manera concomitante en pacientes con ERC se le conocía hace algunos años como "Síndrome de desnutrición-inflamación" (MICS) por sus siglas en inglés, el cual tiene una importante asociación con enfermedades cardiovasculares[21].

Hace algunos años no existía un consenso para definir las alteraciones nutricionales en el paciente con enfermedad renal crónica y esto ocasionaba mucha confusión al momento de diagnosticar al paciente con desgaste muscular, en gran parte esta confusión partía debido a las dificultades encontradas en la medición de las reservas de proteínas de forma confiable[22].

Se han descartado muchos términos para diagnosticar la pérdida de las reservas de proteína que ocurren en la ERC debido a que estos son muy imprecisos; el término "sarcopenia" se descartó debido a que generalmente describe la pérdida de proteína relacionada con la edad, mientras que "caquexia" se relaciona con pérdida de proteína excesiva[22].

Sin embargo, en el año 2008 el panel de expertos de la Sociedad Internacional de Nutrición Renal y Metabolismo (ISRNM) por sus siglas en inglés, se reunió para dar un nuevo término, definiendo que la desnutrición y la inflamación presentes en pacientes con ERC dan como resultado DPE[23].

El síndrome de DPE se puede encontrar en la literatura como: caquexia renal, desnutrición urémica, desnutrición proteica energética o síndrome de desnutrición-inflamación ateroesclerosis.

El DPE se caracteriza por la disminución de las reservas corporales de proteína y energía (proteína corporal y de masa grasa), esta complicación está asociada con un incremento en la mortalidad debido a enfermedades cardiovasculares, y puede resultar de una pobre ingestión de nutrimentos, aunque en la enfermedad renal existen condiciones que causan pérdida de masa magra y grasa como lo es la pérdida de nutrimentos en el dializador, la acidosis metabólica, diferentes desórdenes endocrinos como la resistencia a la insulina, resistencia a la hormona de crecimiento y resistencia al factor de crecimiento similar a la insulina, y por otro lado la hiperglucemia, el hiperparatiroidismo y la pérdida de sangre en el hemodializador[24-25].

Los mecanismos implicados en la pérdida de proteína muscular y grasa son complicados y no siempre están asociados con la anorexia, pero están vinculados a varías anormalidades que estimulan la degradación de proteínas y/o a disminuir la síntesis de estas[23].

Por otro lado, la inflamación se define como una respuesta protectora provocada por la lesión o la destrucción de los tejidos, la cual cumple la función de destruir, diluir o secuestrar tanto al agente perjudicial como al tejido dañado. La respuesta de la fase aguda se acompaña de un incremento de la actividad de citocinas proinflamatorias[26].

Si la inflamación se vuelve prolongada y persistente puede conducir a consecuencias adversas, tales como disminución en el apetito, incremento en la depleción de proteínas del músculo esquelético y otros tejidos, desgaste muscular y graso, hipercatabolismo, daño endotelial, y ateroesclerosis[27].

Kalantar y cols, encontraron que algunos marcadores de este síndrome se relacionan directamente con la mortalidad y futuras hospitalizaciones de los pacientes[28].

2.2 Estrategias para prevenir o tratar el Desgaste Proteínico Energético y el desgaste muscular en la ERC.

Las alteraciones nutricionales y catabólicas que afectan a los pacientes con ERC y que los llevan a una condición de desgaste proteínico energético son multifactoriales, debido a esto, la Sociedad Internacional de Nutrición Renal y Metabolismo establece diferentes estrategias para prevenirla o tratarla.

Dentro de las diferentes maniobras que se han propuesto para tratar este tipo de desnutrición, las cuales han tenido resultados prometedores, podemos encontrar la optimización de la ingestión diaria de nutrientes, el manejo adecuado de desórdenes metabólicos como la acidosis metabólica, la inflamación sistémica, las deficiencias hormonales, y la prescripción optimizada de regímenes dialíticos. Debido a que estos pacientes no alcanzan una adecuada ingestión de energía y proteína la complementación nutricional oral, enteral o parenteral han mostrado tener un impacto positivo en el estado de nutrición inclusive cuando se administran durante las sesiones de diálisis, de igual manera el uso de estrategias anabólicas como los esteroides anabólicos, la hormona de crecimiento y el ejercicio, solos o en combinación con la complementación nutricional mejoran las reservas de proteína de los pacientes[29].

2.3 Complementación oral y sus beneficios en HD

El suministro de nutrimentos enterales y/o parenterales pueden tratar o prevenir la desnutrición. Según la American Society for Parenteral and Enteral Nutrition (A.S.P.E.N.) la terapia de soporte nutricional, la cual es parte del tratamiento médico, puede incluir la nutrición oral, enteral y parenteral para mantener o restablecer el estado óptimo de nutrición y salud.

La nutrición enteral incluye a la complementación oral nutricional (CON), así como la alimentación por sonda a través de la sonda nasogástrica, nasoenteral o percutáneas. Los complementos nutricionales orales generalmente son líquidos, pero también los podemos encontrar en otras formas como polvos, postres o barras los cuales son destinados a usos médicos y utilizados además de la comida para incrementar la ingestión de macro y/o micronutrimentos[30].

Dentro de las recomendaciones de la guía de Apoyo Nutricional, Evaluación e Intervención en adultos de la A.S.P.E.N., se encuentra la intervención de apoyo nutricional con soporte nutricional para los pacientes en riesgo de desnutrición o desnutridos, la cual se asoció a una mejora en el estado de nutrición, ingestión de nutrimentos, función física y calidad de vida[31].

En otra de las guías de la A.S.P.E.N. se encuentran recomendaciones para el Apoyo Nutricional en Adultos con enfermedad renal agua y crónica, en donde se recomienda que los pacientes con enfermedad renal que requieren de terapia de soporte nutricional deben recibir nutrición enteral si la función intestinal lo permite, sin embargo son necesarios más ensayos clínicos controlados aleatorizados para apoyar esta recomendación[32].

Las dietas enriquecidas con proteínas de alto valor biológico, complementos con proteína y la nutrición enteral han sido utilizadas para tratar la desnutrición energético-proteica en pacientes en diálisis. Parece ser que la desnutrición en estos pacientes que tienen una baja ingestión oral pueden mejorar con complementación oral, diferentes estudios han presentado diversos resultados al respecto encontrando cambios significativos y no significativos en las concentraciones séricas de albúmina sérica ya que no sólo dependen de la ingestión reducida de proteína y energía en estos pacientes, sino que también se tienen que tomar en cuenta diferentes procesos como la dosis de diálisis, las pérdidas de proteína en el dializado, la acidosis y la inflamación.

Artículos recientes indican que el desgaste proteínico energético puede ser corregido o mitigado con una adecuada dieta y con complementación oral nutricional, en algunos centros de diálisis los pacientes reciben comida o complementos orales durante las sesiones de diálisis, lo cual ha resultado ser una intervención factible y de bajo costo que podría mejorar la sobrevida y calidad de vida de los pacientes con ER[33].

2.3.1 Complementación oral nutricional durante la sesión de hemodiálisis.

Un gran número de pacientes con enfermedad renal crónica, particularmente aquellos que se encuentran en hemodiálisis, tienen un mal estado de nutrición, y el impacto que esto tiene sobre la salud del paciente ha sido ampliamente documentado. En muchas investigaciones se ha demostrado que los pacientes en hemodiálisis tienen una ingestión de proteína y energía por debajo de lo recomendado[34-35]. Sin embargo, la ingestión recomendada de energía y proteína para estos pacientes es difícil de alcanzar debido al impacto de la misma enfermedad y la terapia de hemodiálisis[36].

Las intervenciones que pueden mejorar el estado nutricional y prevenir o corregir la emaciación y la sarcopenia tienen el potencial de salvar vidas en estos pacientes en donde se ha documentado que la desnutrición energético proteica se encuentra en un 18 – 75%, la cual es un fuerte predictor de mortalidad y morbilidad[37-38].

Se han propuesto productos enterales y/o parenterales utilizados para reponer las pérdidas de proteína y energía para mejorar el estado de nutrición en estos pacientes[39-40].

Existe un amplio número de estudios que evalúan la eficacia de la CON durante la sesión de hemodiálisis, en muchos de estos estudios la intervención con complementación oral fue dada en casa, lo cual implica muchas limitaciones metodológicas en los mismos[41].

Sin embargo, en algunos estudios pequeños la CON durante la sesión de hemodiálisis parece mejorar el estado catabólico asociado a la hemodiálisis[42-43], así como reducir la mortalidad hasta en un 34 % en comparación con los pacientes que nunca la recibieron[44-45].

Calegari *et al.,* reportaron que la CON durante la hemodiálisis mejora la valoración global subjetiva y la calidad de vida de los pacientes de hemodiálisis en el corto plazo, ellos concluyeron que su impacto clínico y eficacia deben evaluarse más a fondo en un grupo más grande de pacientes a largo plazo[46].

En este sentido Caglar *et al.,* evaluaron los efectos terapéuticos de la CON en pacientes desnutridos en hemodiálisis observando que marcadores nutricionales como la albúmina y prealbúmina sérica presentaban cambios significativos después de 6 meses de haber implementado la complementación oral[40].

En una de las directrices de la European Best Practice Guidelines (EBPG), para el tratamiento de la desnutrición en hemodiálisis, se recomienda la utilización de complementos alimenticios si no se logra un aumento de la ingestión de nutrimentos a un nivel que cubra la recomendación mínima. El soporte nutricional oral o enteral es menos costoso que la nutrición parenteral, y siempre es preferible usar productos formulados especialmente para pacientes en diálisis que contienen más proteínas y energía pero menos potasio y fósforo[47].

El efecto positivo de la CON ha sido ampliamente documentado, sin reportes de efectos adversos a la salud[33].

En diferentes estudios la CON ha demostrado tener mayor impacto anabólico que la nutrición parenteral intradialítica, como se demostró en el estudio de Cano y cols. en donde se compararon dos grupos diferentes (complementación oral nutricional *versus* complementación oral nutricional más nutrición parenteral durante las sesiones de hemodiálisis), en este estudio ambos grupos incrementaron significativamente el índice de masa corporal (IMC), concentraciones séricas de albúmina y prealbúmina (p<0.01), independientemente de las concentraciones de proteína C reactiva y no se encontraron diferencias significativas entre grupos, se reportó que un incremento >30mg/l en concentraciones de prealbúmina en tres meses predecía una reducción del 54% en la mortalidad en dos años, así como disminución en el número de hospitalizaciones y mejora del bienestar en general medido por el Karnovsky score. Ellos concluyen que no encontró ningún beneficio al añadir la nutrición parenteral a la complementación oral nutricional[48].

Pupim y cols. Realizaron un estudio similar, comparando al grupo de complementación oral nutricional con el de nutrición parenteral durante las sesiones de hemodiálisis y observaron que los efectos anabólicos eran persistentes en el grupo de complementación oral nutricional sin embargo, estos efectos desaparecieron con la nutrición parenteral intradialítica[42].

Aunado a esto, los costos de la nutrición parenteral suelen ser mucho más elevados que los de la complementación oral nutricional, por lo que esta estrategia anabólica podría revertir el catabolismo asociado a la importante pérdida de proteína durante las sesiones de hemodiálisis que puede ser prevenida con la restauración de las mismas con soporte nutricional oral intradialítica.

Tabla 2. Efecto de la complementación oral nutricional durante las sesiones de hemodiálisis

Estudio	Modalidad de la intervención, diseño del estudio y duración	Pacientes y criterios de inclusión (n)	Resultados aspectos nutricios y de funcionalidad física
Caglar K *et al.* (2002) [32]	Complementación oral nutricional (Nepro, Abbott nutrition) durante las sesiones de hemodiálisis, tres veces por semana, durante **6 meses**; estudio pre experimental.	Pacientes en hemodiálisis (n=85) con albúmina <3.7 g/dL	Durante el periodo de intervención, incremento de **albúmina** de 3.33 g/dL a 3.65 g/dL (*p<0.001),* incremento de prealbúmina de 26.1 mg/dL a 30.7 mg/dL (*p<0.002*, incremento en IMC y peso seco (*No significativo*)
Kalantar-Zadeh (2005) [41]	Complementación oral nutricional, antioxidante y antiinflamatorio (Nepro/Oxepa Abbott nutrition) durante las sesiones de hemodiálisis, 3 veces por semana durante **4 semanas**; ensayo clínico no aleatorizado	Pacientes en hemodiálisis con albúmina <3.8 g/dL n=20 (controles) n=20 (grupo intervención)	Incremento en las concentraciones séricas de **albúmina** de 3.4 g/dL a 3.6 g/dL (*p<0.02*), no se reportaron efectos adversos con buena tolerancia a los complementos nutricionales
Pupim et *al* (2006) [34]	Complementación oral nutricional durante las sesiones de hemodiálisis (Nepro, Abbott nutrition) y 5 cucharadas de proteína (PROMOD, Ross Products Division) y Nutrición Parenteral durante las sesiones de hemodiálisis (Aminoácidos al 15%, dextrosa al 50%, y lípidos al 20%), estudio metabólico aleatorizado, prospectivo y cruzado.	Pacientes en hemodiálisis con alteraciones en el estado de nutrición (n=8,) definido por concentraciones séricas de proteínas por debajo de lo definido por la National Kidney Foundation Kidney Disease Outcomes Quality Initiative (K/DOQI) Nutritional Guidelines (Albúmina <4 g/dL, prealbúmina <30 mg/dl, colesterol <150 mg/dl, and transferrina <150 mg/dl)	Efecto anabólico persistente en el protocolo con complementación oral nutricional en la fase post-hemodiálisis en el metabolismo proteico del músculo (-53±25 µg/100 ml por minuto para grupo control y 47±41 µg /100 ml por minuto para grupo con complementación oral nutricional *p =0.039 versus* control), en el protocolo con nutrición parenteral el efecto anabólico desapareció
Cano *et al* (2007) [40]	Complementación oral nutricional vs. Complementación oral nutricional + nutrición parenteral durante **1 año,** ensayo clínico aleatorizado.	Pacientes en hemodiálisis con más de 6 meses de tratamiento, con dos de los siguientes criterios de desnutrición: IMC <20kg/m^{2,} pérdida de peso en 6 meses >10%, concentraciones séricas de albúmina <3.5g/dL y prealbúmina <300mg/L (n:186).	Después de 3 meses incrementó el **IMC**, concentraciones de **albúmina**, y **prealbúmina** en ambos grupos (*p<0.05*), independientemente de la PCR, no se encontró ningún beneficio de la adición de la nutrición parenteral a la complementación oral y un incremento >30mg/l en 3 meses predecía una mejora en la sobrevida a dos años y menores hospitalizaciones.

Sundell *et al* (2009) [35]	Complementación oral nutricional durante las sesiones de hemodiálisis que consistió en 30 ml de Pro-Stat (una dosis) o 60 ml (doble dosis) de Pro-Stat, estudio metabólico aleatorizado, prospectivo y cruzado.	Pacientes en hemodiálisis crónica (n=6), divididos en tres grupos diferentes (Cruzado), grupo control, grupo que recibió una sola dosis de CON y otra con doble dosis de CON.	A comparación del grupo control los dos grupos de intervención tuvieron mayores concentraciones de aminoácidos esenciales y todos los grupos de aminoácidos, el balance neto de proteínas y la proteólisis fue mejor durante las sesiones de hemodiálisis. ($p<0.05$)
Calegari *et al* (2011) [38]	Complementación oral nutricional durante las sesiones de hemodiálisis, fórmula hecha a base de huevos, leche, azúcar cristalizada, leche condensada, aceite, maicena y jalea de frutas durante **3 meses**. Ensayo clínico aleatorizado	Pacientes desnutridos en hemodiálisis (n=18), definido por Evaluación Global Subjetiva > 15 más un criterio de desnutrición: Pliegue cutáneo tricipital <90%, circunferencia muscular de brazo <90%, albúmina sérica <3.5g/dL, IMC <18.5 kg/m^2.	Mejora de **Evaluación Global Subjetiva** ($p=0.04$), **calidad de vida** en los dominios de dolor físico y corporales ($p=0.034$ y $p=0.021$) e incremento de pasos en **"six minute walk test"** (496±132.59 *versus* 547.80 ± 132.48 m $p=0.036$)
Lacson *et al* (2012) [36]	Complementación oral nutricional (Nepro Carb Stady, ProStat RC, ZonePerfect, VitalProteinRx) de elección, durante las sesiones de hemodiálisis. Estudio observacional retrospectivo.	Pacientes en hemodiálisis con concentraciones séricas de albúmina menores a 3.5g/dL (n=5,227)	En el análisis del protocolo por intención a tratar se observó una disminución del 9% en la mortalidad de los pacientes, y en el análisis por protocolo una disminución del 34%
Weiner *et al* (2014) [37]	Complementación oral nutricional (Prostat 101, medical nutrition USA) tres veces por semana durante las sesiones de hemodiálisis.	Pacientes en hemodiálisis con concentraciones séricas de albúmina menores a 3.5g/dL (n= 1278, protocolo por intención a tratar)	Disminución en el riesgo de mortalidad del 29% en el protocolo de intención a tratar. **Cada incremento de 1 desviación estándar en las concentraciones de albúmina (0.5 g/ dL) se asoció con una disminución del 66% de mortalidad.**
Sohrabi et al (2016)	Complemento nutricio rico en proteínas + vitamina E tres veces por semana durante las sesiones de hemodiálisis durante **8 semanas**. Ensayo clínico aleatorizado.	Pacientes en hemodiálisis (n=92) con desnutrición definida por un puntaje mayor a 7 de la Evaluación Global Subjetiva Grupo 1 (n=23): 220 ml (600 UI) de vitamina E + 15 g de suero de leche Grupo 2 (n=23): 15 g de suero de leche Grupo 3 (n=23): Vitamina E (600 UI) Grupo 4 (n=23): Control	Cambios en el puntaje de la Evaluación Global Subjetiva (Análisis por protocolo): Grupo 1 (n=21): **-3.48** (IC 95%, -4.90 a -2) Grupo 2 (n=20): **-3.22** (IC 95%, -4.13 a -2.30) Grupo 3 (n=22): **-1.70** (IC 95%, -3.20 a -0.24) Grupo 4 (n=20): **1.56** (IC 95%, 0.60 a 2.50)

2.4 Ejercicio anaeróbico (resistencia) y sus beneficios en HD

Otra estrategia coadyuvante para el manejo del DPE es el ejercicio. Algunos estudios refieren que el ejercicio en HD tiene beneficios tanto a nivel fisiológico, como funcional o psicológico. Los efectos del ejercicio de larga duración en pacientes en HD parecen ser seguros[49-50].

Los beneficios del ejercicio observados en la población en general también se pueden observar en pacientes con ERC, al reducir la mortalidad cardiovascular, mejora el control de la presión arterial, mejora el control de diabetes y mejora la calidad de vida entre otras cosas[51].

Los pacientes que se encuentran en terapia sustitutiva tienen niveles muy bajos de actividad física lo cual los lleva a ser sedentarios y a disminuir de esta manera su capacidad funcional. Johansen y colaboradores llevaron a cabo un estudio de auto reporte de actividad física mediante cuestionarios para después compararlos con las normas establecidas por edad y género, observándose que los valores de actividad física de los pacientes estaban por debajo del quinto percentil, es decir extremadamente bajos[52].

En un metaanálisis realizado por Segura y cols., se concluyó que las intervenciones con ejercicio de resistencia (ER) tienen efectos positivos sobre pruebas funcionales, calidad de vida, fuerza en miembros inferiores, y en el índice de masa corporal[49].

En este sentido, se ha reportado que el ER aumenta la biogénesis mitocondrial, la cual es de suma importancia para el mantenimiento de la funcionalidad e integridad del músculo esquelético[53]. Cabe mencionar que de acuerdo a lo reportado por Johansen y colaboradores, el ejercicio de resistencia tiene efectos anabólicos, en su estudio se incluyeron a un grupo de pacientes en HD a ejercicio de resistencia durante 12 semanas, observándose incrementos significativos en la masa grasa (p=0.05), área muscular del brazo (AMB) (p=0.02) y en la fuerza muscular (p=0.0001)[54]. Un año después este mismo grupo concluye que el ejercicio de resistencia en estos pacientes mejora varias pruebas de rendimiento físico, así como el manejo de la hipertensión arterial y la función endotelial, además de reducir la inflamación[51].

En otro metaanálisis elaborado por Smart et al, se observó que los efectos del ejercicio, ya sea de resistencia, aeróbico o combinado, tiene mejorías en distintas pruebas de aptitud física como volumen máximo de oxígeno y fuerza muscular, así como un aumento en la ingestión de energía y un cambio significativo en las concentraciones séricas de PCR e IL-6. El entrenamiento pareció ser un tratamiento seguro sin muertes asociadas al ejercicio[55].

Otro estudio importante en donde se observa el efecto anabólico de este tipo de ejercicio es el estudio PEAK realizado por Cheema y colaboradores, en donde después de 12 semanas de ejercicio se observaron mejorías significativas en la fuerza muscular, en la circunferencia de brazo (CB), el peso corporal, PCR y una diferencia clínicamente importante en la cantidad de músculo (área transversal del músculo)[56].

Estudios más recientes en donde se aplica un programa de ER durante la hemodiálisis han obtenido resultados similares ya que concluyen que esta intervención es segura y efectiva, y ayuda a mejorar el rendimiento físico, el estado nutricional, la calidad de vida, la respuesta anabólica, la fuerza de los pacientes y puede ser una estrategia para reducir la inflamación y el DPE en pacientes en hemodiálisis[57-58-59].

Estudio	Modalidad de la intervención, diseño del estudio y duración	Pacientes y criterios de inclusión (n)	Resultados aspectos nutricios y de funcionalidad física
Johansen (2006) [48]	Ejercicio de resistencia y esteroide anabólico (decanoato de nandrolona) **durante 12 semanas**. Ensayo clínico aleatorizado cegado.	Pacientes en hemodiálisis crónica, con tratamiento 3 veces por semana aleatorizados en 4 grupos diferentes: Grupo 1: Placebo (n=20) Grupo 2: Decanoato de nandrolona (n=18) Grupo 3: Ejercicio de resistencia (n=20) Grupo 4: Ejercicio de resistencia y decanoato de nandrolona (n=19)	Grupo 1: Disminución de peso y en masa magra, incremento en masa grasa *(p=NS)* Grupo 2: Incremento en **peso**, **masa magra** y disminución de masa grasa *(p<0.05)* Grupo 3: Incremento en **peso** *(p=NS)*, **masa grasa** *(p<0.05)* y disminución en masa muscular *(p=NS)* Grupo 4: Incremento en peso, masa magra y disminución de masa grasa *(p<0.05)*
Cheema (2007)[50]	Ejercicio de resistencia de alta intensidad (15-17/20 de escala de Borg) 3 veces por semana durante **12 semanas**. Ensayo clínico aleatorizado	Pacientes en hemodiálisis crónica Grupo intervención: Ejercicio de resistencia (n=25) Grupo control: Tratamiento usual (n=24)	Incremento en **peso**, **fuerza** y **circunferencia de brazo y pantorrilla** y mejora en la **calidad del músculo** medido por resonancia, en el grupo que realizó ejercicio de resistencia, mejora la funcionalidad física medido con el **"six minute walk**
Kirkman (2014) [51]	Ejercicio de resistencia durante las sesiones de hemodiálisis en**12 semanas** con equipos para leg press (80% de intensidad medido con 5RM). Ensayo clínico aleatorizado	Pacientes en hemodiálisis por más de tres meses, con 3 sesiones de hemodiálisis por semana. (n=23 pacientes, 12 en grupo de intervención y 11 en grupo control)	Incremento en el **volumen muscular del muslo** medido con resonancia magnética en grupo intervención en comparación del grupo control, incremento en la fuerza muscular y mejora en la funcionalidad física medida con el **"sit to stand test"**
Chen (2010) [52]	Ejercicio de resistencia de baja intensidad dos veces por semana, durante 48 sesiones, **14 semanas**, con una intensidad de 6 (algo fuerte) a 10 (extremadamente fuerte) medida con la escala OMNI de esfuerzo percibido. Estudio piloto aleatorizado	Pacientes con al menos 3 meses en hemodiálisis, albúmina <3.4g/dl, con 3 sesiones de hemodiálisis por semana: Grupo de Intervención: Ejercicio durante las sesiones de hemodiálisis, 2 veces por semana, utilizando polainas. (n=22) Grupo de Intervención: Ejercicios de estiramiento (n=22)	Incremento en el rendimiento físico evaluado con el "**Short Physical Perfomance Battery score (SPPB)"**, incremento en la **fuerza**, y mejoría en **función física (SF-36)** y actividades de la vida diaria.
Moraes (2014) [53]	Ejercicio de resistencia realizado durante las primeras dos horas de hemodiálisis, tres veces por semana durante **6 meses**, con una intensidad de 60% del 1RM.	Pacientes con diagnóstico de desgaste energético proteico (Criterios de la Sociedad Renal de Nutrición y Metabolismo) n=37 pacientes	Incremento en concentraciones séricas de **albúmina**, **IMC**, **área muscular del brazo**, kilogramos de **masa libre de grasa** *(p<0.05)*, disminución de **proteína C reactiva** *(p<0.001)*, disminución del **porcentaje de desgaste proteico energético** (23.7% a 2.6% *p<0.001*),

Tabla 3. Efecto del ejercicio de anaeróbico (resistencia) durante las sesiones de hemodiálisis en indicadores del estado nutricio y funcionalidad física

con el **"sit to stand test".**

2.5 Ejercicio aeróbico y sus beneficios en HD

Se tiene suficiente evidencia científica sobre los beneficios que tiene este tipo de ejercicio en pacientes que se encuentran en hemodiálisis.

Al igual que el ER, se ha visto que el ejercicio aeróbico (EA) tiene efectos anabólicos. En algunos estudios se ha demostrado que los pacientes que realizan este tipo de ejercicio aumentan las concentraciones de ARNm de diferentes factores de crecimiento del músculo esquelético promoviendo la síntesis de proteínas musculares, aumentando el área transversal de la fibra muscular y la capilarización del músculo, de igual forma estos estudios han demostrado tener impacto positivo en indicadores del estado de nutrición como en concentraciones séricas de prealbúmina[60-61].

En el estudio de Parsons y cols., se reportó que el entrenamiento durante la hemodiálisis con bicicletas estáticas durante 5 meses mejoraba la eficacia del tratamiento de la hemodiálisis, lo cual pudo haber estado relacionado con la mejora de la capacidad funcional de los pacientes del estudio la cual mejoró en un 56% medida con el "six minute walk test"[62], en contraste con estos resultados, en otro trabajo se encontró que la eficacia del tratamiento de diálisis mejoró al final del primer mes y se mantuvo así durante los dos meses del estudio[63].

Koh y colaboradores utilizando bicicletas estáticas durante la hemodiálisis observaron un aumento en la actividad física de los pacientes con una adherencia al tratamiento del 75% ± 19 %[64].

Otros resultados muy interesantes que se han documentado es la mejoría de la calidad del sueño de los pacientes y la inflamación, Afshar y colaboradores, encontraron una correlación positiva entre la calidad del sueño y las concentraciones séricas de leptina y proteína C reactiva[65]. La capacidad para realizar un trabajo, la movilidad y la calidad de vida de los pacientes también se han visto beneficiados por esta intervención[66].

El ejercicio aeróbico se ha sugerido como un tratamiento no farmacológico para la HTA en varias poblaciones de pacientes, lo cual también se ha observado en pacientes en hemodiálisis en donde después de 6 meses de ejercicio con bicicletas estacionarias el tratamiento con antihipertensivos se redujo en un 36%[67].

El ejercicio aeróbico o anaeróbico, son maniobras anabólicas que se han utilizado en los pacientes durante las sesiones de hemodiálisis, los dos tipos de ejercicio han mostrado tener impacto en el aumento de la masa muscular, volumen máximo de oxígeno, así como cambios del ARNm para diferentes factores de crecimiento del músculo esquelético lo cual podría promover el anabolismo muscular; sin embargo, a pesar de que los resultados siguen siendo consistentes a lo largo de los años, históricamente el ejercicio no se incluye como parte del tratamiento de los pacientes[44_68_69_70].

Tabla 4. Efecto del ejercicio de aeróbico durante las sesiones de hemodiálisis en indicadores del estado nutricio y funcionalidad física.

Estudio	Modalidad de la intervención, diseño del estudio y duración	Pacientes y criterios de inclusión (n)	Resultados aspectos nutricios y de funcionalidad física
Kopple ***et al (2006)*** [60]	Ejercicio aeróbico durante 9 semanas con bicicletas estacionarias durante las sesiones de hemodiálisis, se analizaron biopsias musculares del músculo vastus lateralis. Estudio piloto	Pacientes sedentarios en hemodiálisis, al menos con 6 meses de tratamiento en hemodiálisis. (n=10).	Disminución en un 56% concentraciones de ARNm de miostatina, incrementos significativos de IGF-IR (41%) *($P<0.05$)*, incrementos en concentraciones séricas de prealbúmina *(p=NS)*
Parsons ***et al*** **(2006)** [62]	Ejercicio aeróbico durante las sesiones de hemodiálisis. Duración de 30 minutos durante las primeras dos horas de hemodiálisis. Duración del estudio de 20 semanas. Se utilizaron bicicletas estacionarias. Estudio pre-experimental	Pacientes en hemodiálisis, al menos con 6 meses de tratamiento en hemodiálisis. (n=13)	La eficacia de la diálisis incremento en un 11% al finalizar el primer mes de intervención, y la funcionalidad física incrementó un 14% medida por **"six minute walk test".** *($P<0.05$)*
Cappy ***et al*** **(1999)** [71]	Ejercicio aeróbico (pedalear en una bicicleta antes o durante la sesión de hemodiálisis,) los pacientes gradualmente incrementaron el ejercicio de 20-40 minutos. Estudio pre-experimental	Pacientes en hemodiálisis (n=16)	Mejoría en diferentes mediciones de funcionalidad física **("60-s sit-stand, 28-ft slow walk, 28-ft brisk walk, 60-s stairs"),** disminución de concentraciones séricas de fósforo, mejoría en Kt/V *($P<0.05$)*, incrementos no significativos de albúmina y peso seco.
Orcy et al (2014) [72]	Ejercicio aeróbico con bicicletas estáticas, con intensidad del 13-14 de la escala de esfuerzo percibido de Borg, durante las dos primeras horas de hemodiálisis, en 132 sesiones de hemodiálisis. Ensayo clínico aleatorizado cruzado.	Pacientes en hemodiálisis por más de tres meses, buen acceso vascular, hemoglobina >9mg/dL, (n=22)	Incremento en la eliminación de fósforo. *($p<0.05$)*
Koh et al. (2010) [64]	Ejercicio aeróbico con bicicletas estacionarias durante las sesiones de hemodiálisis a una intensidad de 12-13 de la escala de esfuerzo percibido de Borg. Estudio piloto controlado, aleatorizado.	Pacientes en hemodiálisis mayores a 18 años, con más de 3 meses en tratamiento. (n=70)	Mejora no significativa de la funcionalidad física medida con **"six minute walk test"** y en la fuerza muscular medida por dinamometría de mano.

2.6 Impacto del ejercicio en el tamaño de las fibras musculares de pacientes en hemodiálisis

Uno de los factores que influyen en la composición de las fibras musculares es el tipo de entrenamiento. Dependiendo del estímulo, el músculo esquelético puede aumentar de tamaño, alterar la composición en el tipo de fibras musculares y aumentar la actividad de enzimas. Por ejemplo, los individuos entrenados para ejercicios aeróbicos tienen un mayor porcentaje de fibras musculares tipo I en comparación con individuos entrenados para ejercicio anaeróbico[73].

Las fibras lentas y rápidas difieren considerablemente en la velocidad máxima de acortamiento (la tipo I es cuatro a cinco veces más lenta que la de tipo IIx) y en la capacidad de generación de energía[74].

En particular, el tipo de fibras IIx muestran un perfil enzimático implicado en el metabolismo anaeróbico por la alta concentración de enzimas glucolíticas, por el contrario, las fibras tipo I tienen un alto contenido de enzimas oxidativas que favorecen el metabolismo aeróbico[75].

Por lo tanto, las fibras tipo II, las cuales dependen para su suministro de energía de la vía anaeróbica, son más vulnerables a la fatiga, debido al agotamiento rápido de la energía que perjudica la mayoría de las actividades celulares[76]. Por otro lado, las fibras tipo I confieren al músculo elevada resistencia a la fatiga debido a la producción elevada de energía química derivada del metabolismo aeróbico.

Escasos estudios han evaluado el efecto del ejercicio en el tamaño de las fibras musculares en pacientes en hemodiálisis.

En uno de estos estudios publicado hace 19 años y realizado por Kouidi y colaboradores, se evaluó el efecto de un programa de ejercicio en 7 pacientes en hemodiálisis con una edad promedio de 44 años, en este interesante estudio se encontró que todos los pacientes tenían una capacidad disminuida para realizar ejercicio y todos los tipos de fibras musculares se encontraban atrofiadas particularmente las de tipo II. Después de seis meses, el programa de ejercicio realizado tres veces por semana demostró tener una marcada mejoría en la atrofia muscular, incrementando en un 51% la proporción de fibras musculares tipo II y en un 29% el área muscular de la fibra muscular [77].

Por su parte, Sakkas y cols. encontraron que el ejercicio aeróbico después de seis meses aumentaba en un 46% el área transversal de las fibras y se observó una disminución en la proporción de atrofia muscular en las fibras musculares tipo I, IIa y IIx (de 51 a 15%, 58 a 21% y de 62 a 32% respectivamente) [61].

En el año 2006 Kopple y cols realizaron un estudio piloto en el cual evaluaron el efecto del ejercicio aeróbico realizado con un cicloergómetro, durante los primeros 90 minutos de las sesiones de diálisis y supervisado por un entrenador, en diferentes factores de crecimiento, en ARNm de miostatina y en el tamaño de las fibras musculares, sin embargo al final del estudio solamente se pudieron evaluar 5 biopsias en las cuales no se observó diferencia significativa. Por otro lado se pudo observar una disminución del 51% en el ARNm de miostatina y un incremento del 35% en el factor de crecimiento IGF-IR [60].

Un año después este mismo grupo realizó un trabajo similar en el cual evaluaron diferentes tipos de intervenciones con ejercicio. Los ochenta pacientes que completaron las mediciones basales incluyendo la biopsia muscular se aleatorizaron en 4 grupos diferentes (ejercicio aeróbico vs. ejercicio de resistencia vs. ejercicio aeróbico y resistencia vs grupo sin ejercicio).

En este estudio las concentraciones de ARNm de miostatina disminuyeron en un 22% en el grupo de ejercicio aeróbico, un 23% en el grupo de ejercicio de resistencia y un 39% en el grupo que realizó los dos tipos de ejercicio y se observó un incremento del 29% en el grupo que no realizó ejercicio [70].

A pesar de los hallazgos antes mencionados, existen estudio más recientes que han evaluado el impacto del ejercicio en el tamaño de la fibra muscular después de un programa de ejercicio y como objetivo secundario, en los cuales no se pudo observar ningún cambio al final de la intervención [78,79, 80] e incluso existen autores que han reportado una disminución en el tamaño de las fibras musculares después del programa de ejercicio [81].

Los hallazgos antes mencionados son de mucha relevancia debido a que nivel histológico y molecular se ha evidenciado el efecto anabólico del ejercicio en una población de pacientes que además de ser físicamente inactivos, se caracterizan por estar en un estado catabólico por la naturaleza de la enfermedad y por el proceso de hemodiálisis. Las biopsias musculares si bien resultan ser una de estrategia que evalúa de manera muy directa los cambios relacionados al ejercicio, son un método muy invasivo.

Tabla 5. Cuadro de evidencias. Efecto del ejercicio aeróbico y/o anaeróbico durante las sesiones de hemodiálisis en el tamaño de las fibras musculares y en concentraciones de ARNm de miostatina.

Estudio	Programa de ejercicio duración y diseño del estudio	Pacientes y criterios de inclusión (n)	Resultados en tamaño de fibras musculares
Kouidi E ***et al.*** **(1998)** [77]	Programa de ejercicio con duración de 90 minutos realizado durante las sesiones de hemodiálisis, tres veces por semana, durante **6 meses.** **Programa de ejercicio:** -10 min. De calentamiento -50 min. Ejercicio aeróbico -10 min. Ejercicio resistencia -10 min. Estiramiento -10 enfriamiento Diseño del estudio: pre experimental.	Pacientes en hemodiálisis (n=7) tres veces por semana y hemodializados durante cuatro horas, sin diagnóstico de diabetes mellitus, evidencia clínica de hiperparatiroidismo, neuropatía o limitaciones ortopédicas o alguna otra limitación para realizar el ejercicio.	Todos los pacientes tenían atrofia muscular importante ($2548 \pm 463 mm^2$) cuando se compararon con pacientes adultos sedentarios sanos ($4150 \pm 246 mm^2$). Después del ejercicio el área de las fibras tipo I incrementó en un **25.9%** y las fibras tipo II en un **23.7%.** La proporción de las fibras tipo II incrementó de un **45.4%** a **68.4%.**
Sakkas G ***et al.*** **(2003)** [61]	Ejercicio aeróbico durante **6 meses** (cicloergómetro Monark, sweden). El ejercicio se dividió en una etapa de calentamiento, acondicionamiento físico y enfriamiento. La duración del ejercicio se incrementó gradualmente hasta que los pacientes alcanzaran 40 minutos sin parar. Los pacientes en diálisis se ejercitaban tres veces por semana en un gimnasio y los pacientes en hemodiálisis durante las primeras dos horas de hemodiálisis, ambos bajo la supervisión de un fisiólogo del ejercicio. Diseño del estudio: pre experimental.	Se reclutaron 24 pacientes 12 pacientes en hemodiálisis y 12 en diálisis peritoneal, con una edad promedio de 59±13 años. Se excluyeron a pacientes con infarto de miocardio reciente, arritmias no controladas, hipertensión no controlada, angina inestable, diabetes no controlada, disfunción del ventrículo izquierdo y desórdenes neurológicos, ganancia de peso interdiálisis de mayor o igual a 2.5 kg, potasio mayor o igual a 5.5 mmol y Kt/V menor o igual a 1.	El área transversal de la fibra muscular incrementó en un 46% en comparación de la medición basal. La proporción de las fibras atrofiadas disminuyó de manera significativa después del ejercicio en las fibras tipo I, IIa, IIx (de 51 a 15%, de 58 a 21%, y de 62 a 32 % respectivamente). Se observaron incrementos significativos en el área transversal de los siguientes tipos de fibras: -**Tipo IIa** incrementó en un **54%** (4357 ± 1239 a $6718 \pm 2454 mm^2$) $p<0.01$ -**Tipo I** incrementó en un **32%** (4816 ± 1597 a $6344 \pm 1664 mm^2$) $p<0.01$ -**Tipo IIx** incrementó en un **36%** ($4176 \pm 1237 mm^2$) $p<0.05$

Kopple D. ***et al*** **(2006)** [60]	Ejercicio aeróbico en un cicloergómetro durante las sesiones de diálisis durante 9 semanas y realizado tres veces por semana supervisado por un entrenador, la frecuencia cardiaca la presión sanguínea y la escala de esfuerzo percibido se monitoreaban cada 10 minutos. La duración inicial del ejercicio fue de 20 minutos a un 50% de la tasa máxima de trabajo alcanzada durante la prueba de esfuerzo hasta alcanzar 40 minutos sin parar. Diseño del estudio: Estudio piloto.	Pacientes sedentarios en hemodiálisis (n=10), con tratamiento con eritropoyetina para mantener concentraciones séricas de hemoglobina de 11-12 g/dl, en hemodiálisis por al menos 6 meses, clínicamente estables sin enfermedades catabólicas crónicas o inflamatorias, y capaces de realizar el ejercicio aeróbico en un cicloergómetro estacionario.	Las concentraciones de **ARNm de miostatina** disminuyeron en un **51%**, y se encontraron incrementos significativos en las concentraciones de ARNm del factor de crecimiento IGF-IR en un 41%. El tamaño de las fibras musculares medida en 5 pacientes **no cambió**.
Kopple D. et al. 2007 [70]	El ejercicio se realizó durante las sesiones de hemodiálisis durante los primeros 60 minutos y supervisado por un entrenador, con duración de 18 semanas, los pacientes realizaban 5 a 10 minutos de calentamiento: **Ejercicio de resistencia:** Semana 1 a 4: Realizaron un set de 12 a 15 repeticiones, cuatro tipos de ejercicio de resistencia diferentes al 70% de la 5RM con descanso de 1 minuto Semana 5 a 8: Realizaron los mismos ejercicios pero dos sets de cada uno Semanas restantes: Realizaron los mismos ejercicios pero tres sets de 6 a 8 repeticiones al 80% del 5-RM. **Ejercicio aeróbico:** Realizado con un cicloergómetro al 50% del consumo máximo de oxígeno, primero por 20 minutos y después hasta 30 minutos. **Ejercicio aeróbico y resistencia:** Realizaron la mitad del trabajo realizado en el grupo aeróbico y la mitad del trabajo del trabajo realizado en el de resistencia. **Grupo sin ejercicio** Diseño del estudio: Ensayo clínico aleatorizado	Pacientes clínicamente estables en hemodiálisis de 25 a 65 años, con hemodiálisis tres veces por semana durante 6 meses, sin hospitalizaciones o infecciones sistémicas en los últimos tres meses, cáncer, enfermedades severas de corazón, pulmones o hígado, pobre control de la presión, enfermedades inflamatorias agudas o crónicas, diabetes insulinodependiente, osteoporosis severa, neuropatía o enfermedades musculo esqueléticas, amputaciones. Ejercicio de resistencia (n=15) Ejercicio aeróbico (n=10) Ejercicio aeróbico y resistencia (n=12) Sin ejercicio (n=14)	Al momento de evaluar en conjunto los cambios en las concentraciones de diversos factores de crecimiento y miostatina en todos los grupos de intervención se encontraron incrementos significativos en: IGF-IEa, IGF-IEc, IGF-IR, IGF-II, IGF-IIR, IGFBP-2, IGFBP-3. En cuanto a las concentraciones séricas de miostatina se pudo observar una disminución de la misma al final de la intervención.

2.7 Beneficio del ejercicio aeróbico o anaeróbico y de la complementación oral nutricional simultáneamente en hemodiálisis.

Muy pocos estudios han evaluado el efecto de la combinación del ejercicio con la complementación oral nutricional durante la sesión de hemodiálisis. En un estudio metabólico realizado por Majchrzak et al., se concluyó que el ejercicio de resistencia mejora aún más los efectos de la complementación oral mostrando un mayor balance neto de proteínas en el músculo después de la sesión de hemodiálisis en comparación con el grupo que solamente recibió un complemento oral nutricional ($p= 0.036$)[82].

En otro ensayo clínico aleatorizado, Dong et al. reportaron que la adición del ejercicio de resistencia a la complementación oral nutricional no mostró ninguna diferencia significativa en masa magra y peso corporal entre los dos grupos de intervención, sin embargo, el peso ($p=0.02$) y la fuerza ($p=0.001$) de todos los pacientes estudiados aumentaron significativamente[83].

En el Hospital General de México "Dr. Eduardo Liceaga", nuestro grupo de trabajo realizó un ensayo clínico aleatorizado con complementación oral nutricional más ejercicio de resistencia (anaeróbico) durante la sesión de HD en comparación con un grupo que solamente recibió el complemento, y se observó una buena respuesta anabólica evidenciada por aumento del peso corporal, IMC, CB, AMB, circunferencia muscular de brazo (CMB) fuerza muscular, ángulo de fase y concentraciones séricas de albúmina en ambos grupos, sin poder observar el efecto adicional del ejercicio de resistencia[84].

Por otro lado, en el estudio AVANTE-HEMO study (ISRCTN10251828), realizado por nuestro grupo de trabajo, se comparó a un grupo que recibió el complemento nutricio y ejercicio aeróbico (bicicletas estáticas), otro grupo con el complemento nutricio y ejercicio anaeróbico (ligas de resistencia y polainas de medio kilogramo) y un grupo que solamente recibió el complemento nutricional. Dentro de los hallazgos más interesantes del estudio fue el mayor incremento de la funcionalidad física medida con el six minute walk test en los grupos que realizaron ejercicio, en comparación con el grupo que sólo tuvo el complemento nutricional (11 metros vs. 41 metros respectivamente).

En cuanto a la combinación del ejercicio aeróbico con el soporte nutricional, el ACTINUT TRIAL demostró que, en una población de adultos mayores con desgaste proteico energético, los pacientes con ejercicio mejoraron la distancia caminada en seis minutos y por otro lado aquellos con el soporte nutricio empeoraron su funcionalidad física[85].

2.8 Importancia de la medición de la calidad muscular y de la fuerza muscular y funcionalidad física en pacientes en hemodiálisis

La tomografía computarizada es un método muy preciso para medir la cantidad y la calidad de la masa muscular de pacientes en hemodiálisis, de igual forma esta medición no se ve influenciada por el estado de hidratación del paciente. [86]

Medir la calidad de la masa muscular permite evaluar la cantidad de tejido contráctil y no contráctil adentro del área transversal del músculo del muslo, esta medición es de suma importancia debido a que se ha demostrado que la fuerza muscular o la funcionalidad física pueden disminuir, aunque la masa muscular incremente o se mantenga[87].

Se ha observado que la fuerza muscular no solo depende del tamaño de la masa muscular, y que incluso estas dos entidades pueden disociar, tal como ha sido reportado en adultos mayores, donde la tasa de declive en la fuerza muscular es mayor que la tasa de disminución en la masa muscular[87].

En otras publicaciones se ha observado que los pacientes jóvenes (49.2 ± 15.8 años) en hemodiálisis, con mayor área muscular del muslo (106.2 ± 26.8 cm2), tenían menos funcionalidad física en comparación con adultos mayores sin hemodiálisis (75.3± 7.1 años), con menor área muscular del muslo (96.1± 21.1 cm2), y este hallazgo fue independiente a la mayor carga de comorbilidad que presentaban los pacientes en hemodiálisis[88].

Existe mucha diferencia de opinión y debate sobre qué tipo de ejercicio puede tener un efecto más anabólico y mejorar la funcionalidad física de los pacientes en hemodiálisis, de igual forma no se sabe con certeza si el ejercicio se debe de combinar con un complemento nutricional y de ser así tampoco se sabe en qué momento se deben de administrar, por lo tanto, se plantea el siguiente problema de investigación:

Tabla 6. Efecto del ejercicio aeróbico o anaeróbico y de la complementación oral nutricional simultáneamente en hemodiálisis

Estudio	Modalidad de la intervención, diseño del estudio y duración	Pacientes y criterios de inclusión (n)	Resultados en aspectos nutricios y de funcionalidad física
Majchrzak et al (2007)	Estudio metabólico (n=8) Ensayo clínico aleatorizado cruzado. Grupo control: 2 latas de complementación oral nutricional durante las sesiones de HD (497 kcal, 16.7g de proteína, 52.8 g de carbohidratos y 22.7 de grasa c/u) Grupo de intervención: Ejercicio de resistencia (tres sets de 12 repeticiones con leg press al 75% del 1RM) y 2 latas del mismo complemento nutricio	Pacientes en hemodiálisis por más de tres meses. Función renal residual menor a 100ml/min, kt/V mayor o igual a 1.2, que acudan tres veces por semana a las sesiones de hemodiálisis.	En la fase post hemodiálisis el grupo de intervención mantuvo un balance positivo de aminoácidos mientras que el grupo control regresó a un balance negativo, de igual forma el grupo de intervención tuvo un **mayor incremento en el balance neto de proteínas en el músculo** (19 ± 16 vs. -24 ± 10 µg/100 ml/min. p= 0.036
Dong J. et al. (2011)	Ensayo clínico aleatorizado con duración de seis meses. Grupo control (n=17): 2 latas de complementación oral nutricional (980 kilocalorías, 132.8 kcal de proteína, 412.8 de hidratos de carbono y 412.8 de grasa) Grupo de intervención (n=15): Ejercicio de resistencia, 3 sets de 12 repeticiones de leg press al 70% del 1RM)	Pacientes mayores a 18 años, por más de tres meses en hemodiálisis, Kt/V mayor o igual a 1.2, en programa de hemodiálisis tres veces por semana.	No se encontraron diferencias estadísticamente significativas entre los grupos en la masa magra (LBM) medida con DEXA, se encontraron incrementos significativos en todos los pacientes en el **peso** (Basal: 80.3±16.6 Final: 80.9±18.2, p=0.02) y en la **fuerza muscular** (Basal: 468±148lb Final: 552 ± 142lb, p=0.001)
Molsted S. et al. (2012)	Ensayo clínico aleatorizado con duración de 16 semanas. Grupo control(n:16): Ejercicio de resistencia progresivo de alta intensidad, realizado tres veces por semana. Fase de calentamiento: 5 minutos de calentamiento en un cicloergómetro. Fase principal: leg press, leg extension y leg curl. Durante la fase de entrenamiento la progresión se ajustaba de acuerdo con el 1RM, inicialmente se realizaron 15 repeticiones de cada ejercicio y al final realizaron seis repeticiones.	Pacientes mayores de 18 años, en hemodiálisis o diálisis peritoneal por más de tres meses, que pudieran estar en un programa de ejercicio.	No se observó el efecto combinado del ejercicio con el complemento nutricio, todos los participantes del estudio **incrementaron fuerza muscular, rendimiento físico y funcionalidad física**.

	Grupo de intervención (n=13): Realizaron el mismo entrenamiento y además consumieron un complemento nutricio con 9.4 g de proteína, 25 g de hidratos de carbono y 12.5 g de lípidos.		
Martin-Alemañy G. et al. (2016)	Ensayo clínico aleatorizado con duración de tres meses. Grupo control (n=22):1 lata de complementación oral nutricional durante las sesiones de hemodiálisis (434 kcal, 19.2g de proteína, 22.8 g de lípidos) Grupo de intervención (n=22): Recibieron el mismo complemento nutricio y realizaron cuatro ejercicios de resistencia utilizando polaina s de medio kilo y ligas de resistencia, realizaron 4 sets de 30 repeticiones de cada ejercicio.	Pacientes en hemodiálisis por más de tres meses, mayores de 18 años, en programa de hemodiálisis (2 o 3 veces por semana), y físicamente inactivos.	No se pudo observar el efecto agregado del ejercicio, todos los participantes del estudio incrementaron, peso, fuerza muscular, circunferencia de brazo, circunferencia muscular del brazo, ángulo de fase y albúmina. $p<0.05$
Hristea D. et al. 2016 (ACTINUT TRIAL)	Ensayo clínico aleatorizado con duración de seis meses Grupo de ejercicio: Ejercicio aeróbico realizado con cicloergómetros con duración de treinta minutos. Grupo de nutrición: Se les dio nutrición parenteral o complementación oral nutricional de acuerdo con las necesidades de cada paciente, acorde con las guías EBP.	Pacientes en hemodiálisis por más de tres meses, mayores a 18 años con diagnóstico de desgaste proteico energético,	Incremento significativo en la funcionalidad física medida con el six minute walk en el grupo de ejercicio (+22%), el grupo que no realizó ejercicio disminuyó de manera significativa la funcionalidad física.
Martin-Alemañy G. et al. (2017) RESULTADOS AUN NO PUBLICADOS	Ensayo clínico aleatorizado con duración de tres meses. Grupo 1 (n=15): 1lata de complementación oral nutricional durante las sesiones de hemodiálisis (480 kcal, 20g de proteína, 20g de lípidos, 56g de hidratos de carbono) Grupo 2 (n=15): Recibieron el mismo complemento nutricio y realizaron cuatro ejercicios de resistencia utilizando polaina s de medio kilo y ligas de resistencia, realizaron 4 sets de 30 repeticiones de cada ejercicio. Grupo 3 (n=15): Recibieron el mismo complemento nutricio y realizaron ejercicio aeróbico durante las sesiones de hemodiálisis con bicicletas estáticas y con duración de 30 min.	Pacientes en hemodiálisis por más de tres meses, mayores de 18 años, en programa de hemodiálisis (2 o 3 veces por semana) y sin haber estado realizando ejercicio con anterioridad.	Todos los grupos incrementaron de manera significativa el peso corporal, el índice de masa corporal, la circunferencia de brazo, el pliegue cutáneo tricipital, la circunferencia muscular del brazo y área muscular del brazo ($p<0.05$). Todos los pacientes mejoraron su funcionalidad física medida con el six minute walk tes, el time up and go test y el sit to stand test

3 Planteamiento del problema

Los pacientes en hemodiálisis tienen una pérdida cualitativa y cuantitativa de la masa muscular provocada por diferentes sistemas catabólicos activados y por procesos de inflamación sistémica.

El desgaste muscular de los pacientes en hemodiálisis se asocia con la incapacidad para realizar las actividades de la vida diaria, es decir tienen poca funcionalidad física y además de esto, los pacientes en hemodiálisis se caracterizan por ser físicamente inactivos.

Estudios clínicos han asociado el impacto negativo del desgaste muscular en la morbimortalidad, en la calidad de vida y en la fragilidad de los pacientes con enfermedad renal crónica.

A nivel molecular la pérdida de masa muscular está asociada con alteraciones en las vías de señalización de la insulina y del factor de crecimiento similar a la insulina y con la activación del sistema ubiquitin proteosoma.

Diferentes estudios han mostrado el efecto positivo de la complementación oral nutricional y del ejercicio en la cantidad y en la calidad de la masa muscular de estos pacientes, sin embargo, estudios recientes no han podido demostrar el efecto agregado que pudiera tener el ejercicio al ser combinado con el complemento nutricio en la calidad y cantidad de la masa muscular.

4 Justificación

El ejercicio en cualquiera de sus modalidades ha demostrado tener un impacto positivo en la calidad y cantidad de la masa muscular de los pacientes en hemodiálisis. Estudios realizados por nuestro grupo han demostrado que la complementación oral nutricional sola o en combinación con el ejercicio aeróbico o anaeróbico realizados durante las sesiones de hemodiálisis, tienen un efecto positivo sobre diferentes indicadores del estado de nutrición y en diferentes indicadores de masa muscular tales como, peso (kg), IMC (kg/m^2), CB (cm), CMB (mm), fuerza (kg), ángulo de fase, concentraciones séricas de albúmina (g/dl), masa grasa y masa libre de grasa, y en calidad de la masa muscular medida con diferentes pruebas de funcionalidad física como el six minute walk test, sit to stand test y el time up and go test, sin embargo debido a que nuestra población de pacientes es joven y físicamente activa, nosotros pretendemos conocer el efecto de un programa de ejercicio (aeróbico + anaeróbico) realizado por seis meses, el cual combine ejercicio aeróbico y anaeróbico con la complementación oral nutricional.

El conocer sí la combinación de este programa de ejercicio con la complementación oral nutricional modifica la cantidad y calidad de la masa muscular, permitirá implementar de una manera sólida estrategias nutricionales y de actividad física a los pacientes en hemodiálisis y con ello mejorar la masa muscular y la funcionalidad física, y la disminución del desgate proteico energético, incidiendo de esta manera, en la morbimortalidad de pacientes con enfermedad renal crónica.

5 Preguntas de Investigación

¿Cuál es el efecto de un programa de ejercicio (aeróbico y anaeróbico) más complementación oral nutricional *versus* complementación oral nutricional sin ejercicio realizado durante las sesiones de hemodiálisis por 6 meses en la calidad y cantidad de la masa muscular de los pacientes adultos en hemodiálisis?

6 Hipótesis

Sí, la implementación de un programa de ejercicio en combinación con complementación oral nutricional realizadas durante las sesiones de hemodiálisis realizado por seis meses consecutivos, mejora la cantidad y la calidad de la masa muscular de pacientes adultos en hemodiálisis *entonces,* éste programa, incrementará la cantidad y la calidad de la masa muscular con un tamaño del efecto mínimo de 0.7 d-cohen en comparación con aquellos pacientes que únicamente reciben el complemento sin ejercicio.

7 Objetivos

7.1 Objetivo General

Evaluar el efecto de un programa de ejercicio (aeróbico + anaeróbico) más complementación oral nutricional en comparación con la complementación oral nutricional sin ejercicio durante seis meses en la calidad y cantidad de la masa muscular de los pacientes adultos en hemodiálisis

7.2 Objetivos Específicos

Para evaluar <u>cantidad de masa muscular</u>

1. Evaluar los cambios del **área muscular del brazo**, **circunferencia muscular del brazo** y de **composición corporal** de los pacientes en hemodiálisis que reciben complementación oral nutricional y ejercicio mediante **antropometría** y vectores **de impedancia bioeléctrica.**
2. *Comparar* los hallazgos antropométricos y de composición corporal analizados por antropometría y vectores de impedancia bioeléctrica entre los grupos de intervención.
3. Evaluar los cambios en la masa muscular (**área transversal del músculo del muslo**) de los pacientes en hemodiálisis que reciben complementación oral nutricional y ejercicio con **tomografía computarizada**
4. *Comparar los cambios en la masa muscular obtenidos por* ***tomografía computarizada*** *entre los grupos de intervención*

Para evaluar <u>calidad de masa muscular</u>

1. Evaluar la infiltración de lípidos intramusculares (muscle attenuation) medidos con tomografía computarizada.
2. Comparar los cambios en la infiltración de lípidos intramusculares (muscle attenuation) medidos con tomografía computarizada

3. Evaluar la funcionalidad física de los pacientes mediante las pruebas six minute walk, 5t-sit to stand test, short physical performance battery y time up and go test antes y después de la intervención.
4. Comparar los cambios en la funcionalidad física medida con las pruebas de six minute walk, sit to stand test, fuerza muscular y time up and go test
5. Evaluar la fuerza muscular de los pacientes con dinamometría de mano antes y después de la intervención
6. Comparar los cambios en la fuerza muscular de los pacientes con dinamometría de mano antes y después de la intervención.

7.3 Objetivos Secundarios

1. Medir la calidad de vida de los pacientes mediante la escala SF-36 KDQOL.
2. Evaluar los cambios en los indicadores bioquímicos del estado de nutrición (albúmina, creatinina, cuenta total de linfocitos y colesterol) antes y después de la intervención.
3. Evaluar los cambios en los indicadores dietéticos del estado de nutrición (ingestión de proteína y energía) antes y después de la intervención.
4. Evaluar los cambios en el porcentaje de pacientes con desgaste proteico energético antes y después de la intervención.
5. Evaluar los cambios en las concentraciones séricas de miostatina (ELISA), antes y después de la intervención con ejercicio.

8 Metodología

8.1 Diseño de investigación

Ensayo Clínico Aleatorizado abierto a dos grupos paralelos

8.2 Población de estudio

Pacientes con enfermedad renal crónica en programa de hemodiálisis del Servicio de Nefrología del Hospital General de México Dr. Eduardo Liceaga.

8.3 Lugar y tiempo de estudio

Unidad de Hemodiálisis del Hospital General de México, Dr. Eduardo Liceaga entre 01 agosto 2017 al 31 julio 2021.

8.4 Muestro

No probabilístico

8.5 Tamaño de la muestra

Para realizar el cálculo del tamaño de la muestra se calculó la magnitud del efecto de diferentes indicadores de cantidad y de calidad de masa muscular, obteniendo los siguientes resultados:

Estudio y variables de interés	Basal	Final	Magnitud del efecto (d-cohen)
Johansen et.al (2006)			
Fuerza (lb) Knee extension	20 ± 9.1	22.6 ± 11.6	**0.24**
Cheema et al. (2007)			
Peso	74.9±19.5	+0.8 ±1.5	**0.6**
IMC	27 ± 6	+0.3 ±0.5	**0.8**
Six-minute walk (m)	496.6 ± 133.3	+16.7± 40.5	**0.5**
Martin-Alemañy et al. (2016)			
Fuerza (kg)	19.6 ± 7.8	20.3 ± 9	**0.08**
Peso (Kg)	48.9 ± 6.2	52.3 ± 2.7	**0.7**
Martin-Alemañy et al. (2017) Resultados No Publicados			
Six minute walk (m)	437 ± 69	480.7 ± 69	**0.76**
Sakkas G et al (2003)			
Fibra tipo IIa (μm^2)	4357 ± 1239	6718 ± 2454	**1.2**
Fibra tipo I (μm^2)	4816 ± 1597	6344 ± 1664	**.93**

El cálculo de tamaño de muestra se realizó en el programa GPower 3.1 ® considerando un tamaño del efecto (f) de 0.7 para la maniobra de interés [31], por lo que se empleó un test de *t* para un análisis de diferencia entre dos medias independientes (two groups), considerando dos grupos, dos mediciones, un poder del 80% y $p \leq 0.05$.

Obteniéndose un tamaño de muestra mínimo total de 29 pacientes por grupo. Sin embargo, considerando una pérdida del 20%, se obtiene un cálculo de tamaño mínimo por grupo de 33 pacientes. **Figura 4**

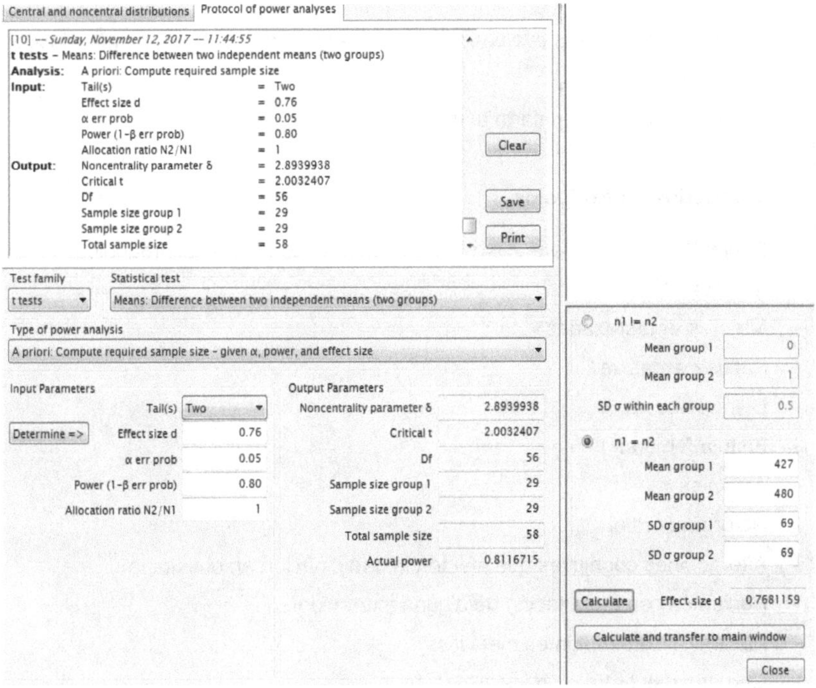

Figura 4. Resultados obtenidos del cálculo del tamaño de la muestra mediante el programa Gpower 3.1

8.6 Criterios de selección

8.6.1 Criterios de inclusión

- Pacientes que sean hombres o mujeres
- Pacientes en edades de 18 años y menores de 56 años
- Con más de 3 meses en hemodiálisis
- Pacientes que acepten participar en el estudio y firmen el consentimiento informado
- Pacientes que acudan a las sesiones de hemodiálisis dos veces o más por semana
- Pacientes que al ser evaluados por el médico no presenten ningún riesgo cardiovascular
- Sin antecedentes de infarto al miocardio

8.6.2 Criterios de exclusión

- Pacientes con intolerancia a la complementación oral: organoléptica o gástrica.
- Mujeres embarazadas
- Palidez excesiva
- Disnea severa
- Fístula femoral
- Arritmias
- Dolor precordial
- Alteraciones cognitivas que afecten la participación en el estudio
- Pacientes con amputación de alguna extremidad
- Pacientes con implantes metálicos
- Con encefalopatía urémica
- Pacientes hospitalizados en los últimos tres meses
- Presenten alguna de las siguientes contraindicaciones médicas para realizar el ejercicio:

  1. Angina inestable

2. Cardiopatía isquémica conocida (Angina estable)
3. Infarto agudo al miocardio en los últimos seis meses
4. Insuficiencia cardiaca descompensada en estadios III-IV de la NYHA
5. Hipertensión arterial descontrolada (mayor de 180/90 mmHg)
6. Trastornos del ritmo cardiaco (arritmias no tratadas)
7. Insuficiencia arterial periférica aguda
8. Descontrol glucémico agudo (hiperglucemia mayor de 250 mg/dl o hipoglucemia menor de 60 mg/dl).

8.7 Aleatorización

Se aleatorizará a todos los pacientes que cumplan con los criterios de inclusión del estudio y que se encuentren en programa de hemodiálisis mediante el programa en línea randomizer.org, se le pedirá al programa 33 sets de 2 números ("blocked design"), los cuales representaran las dos diferentes intervenciones, de esta forma los pacientes quedaron distribuidos de forma equitativa en las dos maniobras.

8.8 Intervención

Grupo 1: Complementación Oral nutricional + programa de ejercicio

8.8.1 Se proporcionará un plan de alimentación adecuado individualmente al requerimiento calórico de cada paciente con: 35–40 kcal/kg de peso ideal, 1.2 g de proteína/kg de peso ideal (50 % del aporte proteico de alto valor biológico), de un 25-35 % de lípidos y un 50-60 % de hidratos de carbono del requerimiento energético total. El plan de alimentación irá de acuerdo con las comorbilidades asociadas del paciente y concentraciones séricas de electrolitos.

8.8.2 Durante la sesión de hemodiálisis dos veces a la semana a cada participante se le proporcionará un complemento líquido nutricional especializado para pacientes en terapia de reemplazo renal con 475 kilocalorías y 19.2 g de proteínas en 237 ml (dos latas en el día de hemodiálisis). Los pacientes se tomarán la mitad del complemento 30 minutos antes de realizar la sesión del ejercicio de resistencia y la otra mitad después de haber concluido el mismo, hasta antes de acabar la sesión de hemodiálisis. La segunda lata de complementación oral se les dará cuando ya hayan finalizado el consumo de la primera lata de complementación oral nutricional durante la sesión de hemodiálisis o por cuestiones de tolerancia se la podrán tomar en casa ese mismo día

8.8.3 El programa de ejercicio consistirá en la realización de 20 minutos de ejercicio aeróbico y 40 minutos de ejercicio de anaeróbico durante las sesiones de hemodiálisis.

8.8.4 Explicación detallada del programa de ejercicio

1) Ejercicio de resistencia (anaeróbico)

Se entrenará en grupo para realizar el ejercicio de resistencia (anaeróbico) dos veces a la semana durante la sesión de hemodiálisis, previo al consumo de la mitad del complemento. El ejercicio consistirá en 4 ejercicios distintos: realizando 4 series de 30 repeticiones cada uno. La intervención consistirá al inicio, sin peso extra y al cabo de una semana, se implementarán 500 gramos en miembros inferiores (polainas a la altura de los tobillos) y ligas de resistencia **(Marca Thera-band)** en manos (aquellos que tengan fístula realizarán el ejercicio con una sola mano y los que tengan catéter realizarán ejercicio con las dos manos) con una duración inicial aproximada de **40 minutos**. Dichos ejercicios serán los mismos que ya se han adaptado para esta población de acuerdo a nuestra experiencia previa siguiendo las guías propuestas de ejercicio para pacientes en diálisis “A Guide for the People on Dialysis” **(Ver anexo 1)**[84]. Se utilizará la escala de esfuerzo percibido de Borg (6-20), para establecer que el ejercicio sea de intensidad moderada (12-13) y se calculará la frecuencia cardiaca máxima (Fcmax=220-edad) para calcular la frecuencia cardiaca reserva mediante el método de Karvonen (FC esperada = [(FC máx. - FC reposo) x % de trabajo] + FC reposo) para obtener los dos límites en los cuales deberá estar trabajando el paciente en la zona de actividad física moderada (50-60%) ya que a esta intensidad el ejercicio ha demostrado ser seguro en esta población de paciente **(Ver anexo 2)** Las rutinas de ejercicio se establecerán por grupos musculares:

a) ***Primer ejercicio (Lower Leg Extension):*** El objetivo del estudio es fortalecer músculos inferiores (cuádriceps) *Instrucciones:* El paciente se sentará derecho, apoyará la espalda contra el sillón, levantará una pierna del suelo y la mantendrá arriba y realizará el mismo con la otra pierna.

b) ***Segundo ejercicio (Arm extension):*** El objetivo de este ejercicio es incrementar la fuerza de los brazos, lo cual ayudará al paciente a jalar cosas con mayor facilidad y a estabilizar el brazo durante los movimientos. *Instrucciones:* El paciente deberá estar sentado con la espalda derecha, doblará el brazo a la altura del codo hasta el oído, mantendrá un brazo flexionado cerca de la cabeza y el otro estirado arriba de la misma (como si estuviera tirando una pelota de baseball), doblará el codo y lentamente bajará la otra mano atrás del hombro, y repetirá este movimiento con la otra mano.

c) ***Tercer ejercicio (Elevación de piernas):*** El objetivo de este estudio es mejorar la fuerza del abdomen, y por lo tanto la postura del paciente, también ayuda a aumentar la fuerza de la parte delantera de las caderas para la mejora de los movimientos de la parte inferior del cuerpo. *Instrucciones:* El sillón se recostará ligeramente hacia atrás, el paciente levantará una pierna del sillón manteniéndola recta y la regresará de forma lenta hasta su lugar original. Repetirá el mismo procedimiento con la otra pierna.

d) ***Cuarto ejercicio (Leg extension abdominal):*** El objetivo de este ejercicio es ayudar a mantener la fuerza abdominal y la estabilidad. *Instrucciones:* En la misma posición del ejercicio anterior, el paciente levantará los dos pies del sillón y doblará las rodillas a 90 grados. Si el paciente siente el ejercicio muy fuerte, podrá mantener una pierna sobre el sillón, poco a poco el paciente extenderá una pierna con el pie al aire y después volverá a la situación inicial, alternará cada pierna para cada repetición. (Si el paciente mantiene ambas piernas en el sillón, realizará una sesión por cada pierna).

3. *Ejercicio aeróbico*

Se entrenará en grupo para realizar el ejercicio aeróbico dos veces a la semana durante la sesión de hemodiálisis, previo al consumo de la mitad del complemento. El ejercicio aeróbico consistirá en pedalear en una bicicleta estática en las primeras dos horas de la sesión de HD y el tiempo óptimo de ejercicio será establecido durante la primera sesión de HD del estudio, para después ir incrementando poco a poco la duración del ejercicio hasta alcanzar los 20 minutos sin parar de pedalear, se utilizará la escala de esfuerzo percibido de Borg (6-20), para establecer que el ejercicio sea de intensidad moderada (12-13) y se calculará la frecuencia cardiaca máxima (Fcmax=220-edad) para calcular la frecuencia cardiaca reserva mediante el método de Karvonen (FC esperada = [(FC máx. - FC reposo) x % de trabajo] + FC reposo) para obtener los dos límites en los cuales deberá estar trabajando el paciente en la zona de actividad física moderada (50-60%) ya que a esta intensidad el ejercicio ha demostrado ser seguro en esta población de paciente

Se utilizará el acrónimo **FITT** para establecer e individualizar los parámetros que componen el programa de ejercicio:

F: Frecuencia

I: Intensidad (Utilizando la escala de esfuerzo percibido de Borg)

T: Tiempo

T: Tipo de ejercicio (aeróbico y anaeróbico)

Grupo 2: Complementación oral nutricional sin ejercicio

8.8.5 Se proporcionará un plan de alimentación adecuado individualmente al requerimiento calórico de cada paciente con: 35–40 kcal/kg de peso ideal, 1.2 g de proteína/kg de peso ideal (50 % del aporte proteico de alto valor biológico), de un 25-35 % de lípidos y un 50-60 % de hidratos de carbono del requerimiento energético total. El plan de alimentación irá de acuerdo con las comorbilidades asociadas del paciente y concentraciones séricas de electrolitos.

8.8.6 Durante la sesión de hemodiálisis dos veces a la semana a cada participante se le proporcionará un complemento líquido nutricional especializado para pacientes en terapia de reemplazo renal con 475 kilocalorías y 19.2 g de proteínas en 237 ml (dos latas en el día de hemodiálisis). Los pacientes se tomarán la mitad del complemento 30 minutos antes de realizar la sesión del ejercicio de resistencia y la otra mitad después de haber concluido el mismo, hasta antes de acabar la sesión de hemodiálisis. La segunda lata de complementación oral se les dará cuando ya hayan finalizado el consumo de la primera lata de complementación oral nutricional durante la sesión de hemodiálisis o por cuestiones de tolerancia se la podrán tomar en casa ese mismo día.

Se evaluará la adherencia al tratamiento de la complementación oral nutricional y al ejercicio en cada de sesión de hemodiálisis **(Ver anexo 3).**

8.8.7 Criterios de seguridad para los participantes del estudio

Cada paciente será evaluado por un cardiólogo (Valoración funcional de insuficiencia cardiaca mediante la escala de la New York Heart Association e interpretación de electrocardiograma) y un nefrólogo con el fin de identificar aquellos pacientes que tengan alguna contraindicación para realizar el ejercicio. Los pacientes serán monitoreados durante las sesiones de ejercicio, el cual consiste en tomar la frecuencia cardiaca y la presión arterial después de cada 30 repeticiones en el caso del ejercicio de resistencia y cada 5 minutos en el caso del ejercicio aeróbico. Al inicio y al final de cada sesión de ejercicio se utilizará la escala de esfuerzo percibido de Borg para monitorear el esfuerzo percibido del paciente al momento de hacer ejercicio, este punto es de gran importancia debido a que la intensidad del ejercicio prescrita (Borg 12-13) dependerá de la capacidad de cada individuo para realizar el ejercicio.

Se tomarán las siguientes precauciones descritas de la guía “A Guide for the People on Dialysis”:

1. *¿En qué días el paciente no podrá ejercitarse?*

    -Cuando presente calentura

    -Cuando se pierda de una sesión de diálisis

    -Cuando presente un nuevo padecimiento que no haya sido tratado

    -Cuando el ejercicio cause dolor

    ¿Cuándo debe de disminuir el ritmo?

    -Cuando el esfuerzo sea percibido “Muy fuerte” o “Muy Muy Fuerte” (Escala de Borg: 17-20)

    -Cuando la respiración sea demasiado agitada para no poder hablar

    -Cuando los músculos duelan a tal grado de no poder ejercitarse al día siguiente

    -Cuando el paciente no se sienta totalmente recuperado una hora después del ejercicio

    -Cuando la frecuencia cardiaca del paciente esté elevada.

2. *Se le pedirá al paciente que notifique al personal si nota problemas mientras realiza el ejercicio. El paciente tal vez deba detener el ejercicio, y dejará de realizarlo si presenta algunos de los siguientes síntomas:*

    -Dificultad para respirar

    -Dolor o presión en el pecho

    -Latidos irregulares en el corazón

    -Náusea

    -Calambres en las piernas

    -Mareo

    -Dolor o presión en el cuello o mandíbula

-Fatiga excesiva

-Visión borrosa

Si alguno de los pacientes presenta algunos de estos síntomas se le pedirá que antes de realizar la siguiente sesión de ejercicio, acuda con el médico.

9 Descripción detallada de los procedimientos del estudio

1) Fase de reclutamiento de pacientes

Se invitará a los pacientes menores a 56 años de edad de la unidad de hemodiálisis del Hospital General de México "Dr. Eduardo Liceaga" a participar en el protocolo, se entregará la carta de consentimiento informado y se les explicará cada apartado con detalle. Los pacientes que decidan participar en el estudio serán evaluados antes de la intervención. Cada paciente será evaluado por un nefrólogo y un cardiólogo para descartar a aquellos pacientes que puedan estar en riesgo al momento de realizar el ejercicio.

2) Medición del estado de nutrición

Para analizar el estado de nutrición de los pacientes se utilizará el malnutrition inflamation score (MIS) y los criterios de la Sociedad de Nutrición y Metabolismo Renal (ISRNM) para diagnóstico de desgaste proteico energético.

3) Evaluación de la composición corporal, funcionalidad física y masa muscular

La composición corporal será evaluada mediante antropometría y vectores de impedancia bioeléctrica. Se realizará una medición inicial en el tiempo cero, a los tres meses y a los seis meses de la composición corporal, indicadores bioquímicos y de funcionalidad física.

Se pedirá a los pacientes que acudan al consultorio de nutrición. Todas las mediciones se realizarán de 20 a 30 minutos después de la sesión de hemodiálisis debido a que en este momento el paciente se encuentra más cerca de su peso seco. Se medirá anchura de codo, circunferencia media brazo, área muscular de brazo, pliegue cutáneo bicipital, tricipital, subescapular y suprailiaco, para estimar área muscular del brazo (AMB), circunferencia muscular de brazo (CMB), masa grasa

(MG) y masa libre de grasa (MLG) en kilogramos y en porcentaje; peso e índice de masa corporal. [89-90-91] (Plicómetro marca Lange, USA, Báscula de SECA 664, Estadímetro SECA 216, Cinta métrica Lufkin).

a) Peso: La medición se realizará sin zapatos ni prendas pesadas, después de la sesión de hemodiálisis con la vejiga vacía y de preferencia por lo menos dos horas después de consumir alimentos. Se utilizará una báscula SECA 664.

b) Talla: Se medirá con el sujeto de pie, con los talones, glúteos y la parte superior de la espalda en contacto con la escala, con la cabeza en plano de Frankfort.

c) Índice de masa corporal: Se obtendrá a través de la medición del peso y la talla con la siguiente fórmula: IMC (kg/m^2): peso en kilogramos/talla en m^2

d) Pliegues cutáneos (Plicómetro Lange):

- Tricipital: El sujeto adopta una posición relajada, de pie con el brazo derecho colgando a un lado del cuerpo y el antebrazo en semipronación, se palpa el punto donde la línea media de la cara posterior del brazo encuentra con la línea del Acromiale-Radiale media proyectada perpendicularmente al eje longitudinal del brazo) antes de efectuar la medición.
- Bicipital: El sujeto adopta una posición relajada, de pie con el brazo derecho colgando a un lado del cuerpo y el antebrazo en semipronación, se palpa el punto donde una línea vertical en mitad del vientre muscular se encuentra con la línea Acromiale-Radiale media proyectada entes de efectuar la medición.
- Subescapular: El sujeto adopta una posición relajada, de pie, y con los brazos colgando a los lados, la línea del pliegue se determina por las líneas naturales de la piel
- Suprailíaco: El sujeto adopta una posición relajada, de pie. El brazo derecho debe estar en abducción o cruzado sobre el tronco, la línea

del pliegue generalmente corre ligeramente hacia abajo en dirección postero-anterior, como determinan las líneas naturales de la piel.

e) **Área muscular del brazo:** Calcula la cantidad de masa muscular en las extremidades y se evalúa con el pliegue cutáneo tricipital y la circunferencia del brazo, se utilizará la fórmula de Heymsfield:

- AMB (mujeres): $\frac{[CB-(\pi \, x \, PCT)]2}{12.56} - 6.5$
- AMB (Hombres): $\frac{[CB-(\pi \, x \, PCT)]2}{12.56} - 10$

f) **Circunferencia muscular del brazo:** La circunferencia muscular del brazo (CMB), se calculará mediante el pliegue cutáneo tricipital y el perímetro braquial, mediante la siguiente fórmula: CMB: (CB*10)-($\pi \, x \, PCT$).

g) **Masa grasa:** Se medirá el porcentaje de grasa mediante la fórmula de SIRI, tomando en cuenta la densidad corporal del paciente y el peso seco del mismo: SIRI: %grasa=(4.95/densidad)-4.50.

h) **Masa libre de grasa:** Se sacará tomando como base que la MLG representa el peso del individuo después de restar la MG, la determinación de ésta se hace de forma indirecta simplemente al restar el dato de la MG al peso seco corporal del individuo: MLG= peso actual (kg)-grasa corporal (kg).

Todo lo anterior se recabará en una hoja de recolección de datos **(Ver anexo 4)**

i) **Vectores de impedancia bioeléctrica:** Al momento de la medición el paciente debe de estar con la vejiga vacía, sin ningún objeto de metal y sin zapatos. Se le pedirá al paciente que se acueste y se colocaran cuatro electrodos en un pie y en una mano para poder realizar la medición. La medición de resistencia, reactancia y ángulo de fase por impedancia bioeléctrica se utilizarán para evaluar la composición corporal por vectores de impedancia (RJL Quantum System, USA, monofrecuencia)[92-93].

j) **Área muscular del muslo evaluada con tomografía computarizada:** Se medirá el área muscular del muslo en centímetros cuadrados, se tomará como punto de medición la mitad del muslo derecho. Se tomarán imágenes de aproximadamente 7 mm de espesor, de la cabeza femoral al tobillo. Para esta evaluación se colocará al paciente en decúbito supino, en el tomógrafo, sin objetos de metal, una vez introducido en el tomógrafo, se realiza un barrido de todo el cuerpo, consiguiéndose la imagen deseada por el movimiento conjunto del foco de rayos x y la placa.

k) **Infiltración de lípidos intramuscular:** para obtener esta medición se computan parcialmente el área de los tejidos en centímetros sumando los pixeles de los tejidos y multiplicando por el área de superficie del pixel (el pixel es una representación bidimensional del volumen tisular correspondiente, y en cada píxel se contiene información denominada unidad TC o unidad de Hounsfield); el volumen de tejido, para cada corte es calculado multiplicando el área de tejido , por corte de espesor, y se usan unidades estándar de Hounsfield para cada tejido: adiposo (-190 a -30), musculo esquelético (-23 a +150), y hueso (+152 a +1000), y en cuanto a la piel se asume que tiene un grosor de 1 mm.

Todo lo anterior se recabará en una hoja de recolección de datos **(Ver anexo 4)**

4) **Mediciones de indicadores bioquímicos:** Las mediciones bioquímicas se realizarán en ayuno antes de la sesión de hemodiálisis, el equipo de enfermería será el encargado de tomar las muestras de sangre. Se tomarán química sanguínea 24 elementos, electrolitos séricos (sodio, fósforo y potasio) y biometría hemática.
5) **Medición de la ingestión de energía y proteína:** Se le explicará con detalle a cada paciente el formato del recordatorio de 24 horas de tres días. Lo deberá llenar en un día de sesión de hemodiálisis, un día de fin de semana sin sesión de hemodiálisis y un día entre semana sin sesión de hemodiálisis. Para los registros de alimentos se utilizarán réplicas de alimentos tridimensionales para que los pacientes puedan tener mejor noción de las cantidades de alimentos que están consumiendo y para evaluar el consumo de energía en kilocalorías y proteína en gramos se utilizará el programa Nutrikal VO. 2.0. **(Ver anexo 5)**

6) **Mediciones de funcionalidad física y fuerza muscular:** Medición de la fuerza muscular por dinamometría de mano, (TAKEI, SMEDLEY III, USA), se tomará el promedio de tres mediciones diferentes. Medición de la funcionalidad física con la prueba de six minute walk según el protocolo establecido por la American Thoracic Society, también se evaluará la funcionalidad física con las pruebas time up and go test y el 5 sit to stand test [94] La medición de funcionalidad física se realizará en un día diferente a la sesión de hemodiálisis. El paciente deberá presentare con ropa cómoda y tenis, lo pacientes no deben de haber realizado ejercicio vigoroso 2 horas antes del test. Los pacientes pueden tener un refrigerio ligero antes de la prueba. **(Ver anexo 6)**
7) **Calidad de Vida:** Se medirá la calidad de vida de los pacientes con el cuestionario de calidad de vida con el cuestionario Kidney Disease Quality of Life Short Form (KDQOL- SF).

Se tomarán en cuenta las siguientes variables confusoras:

1) **Medición de actividad física**

Se aplicará a cada paciente el cuestionario de actividad física de LAVAL, el cual toma en cuenta actividades leves, moderadas e intensas que pueda realizar el paciente en todo un día (24 horas) [95].

2) **Función renal residual**

Se medirá la cantidad de orina de los pacientes en hemodiálisis mediante la recolección de orina de 24 horas.

3) **Índice de comorbilidad de Charlson**

Se medirá este índice para controlar el potencial factor confusor que pudieran tener las comorbilidades de cada paciente en las diferentes variables de interés.

4) **Tiempo en hemodiálisis**

Se tomará en cuenta el tiempo en meses que tengan los pacientes en hemodiálisis debido a que se conoce que el tratamiento con diálisis es uno de los factores catabólicos más importantes que condiciona la pérdida de masa muscular y funcionalidad física en los pacientes.

10. Representación del estudio

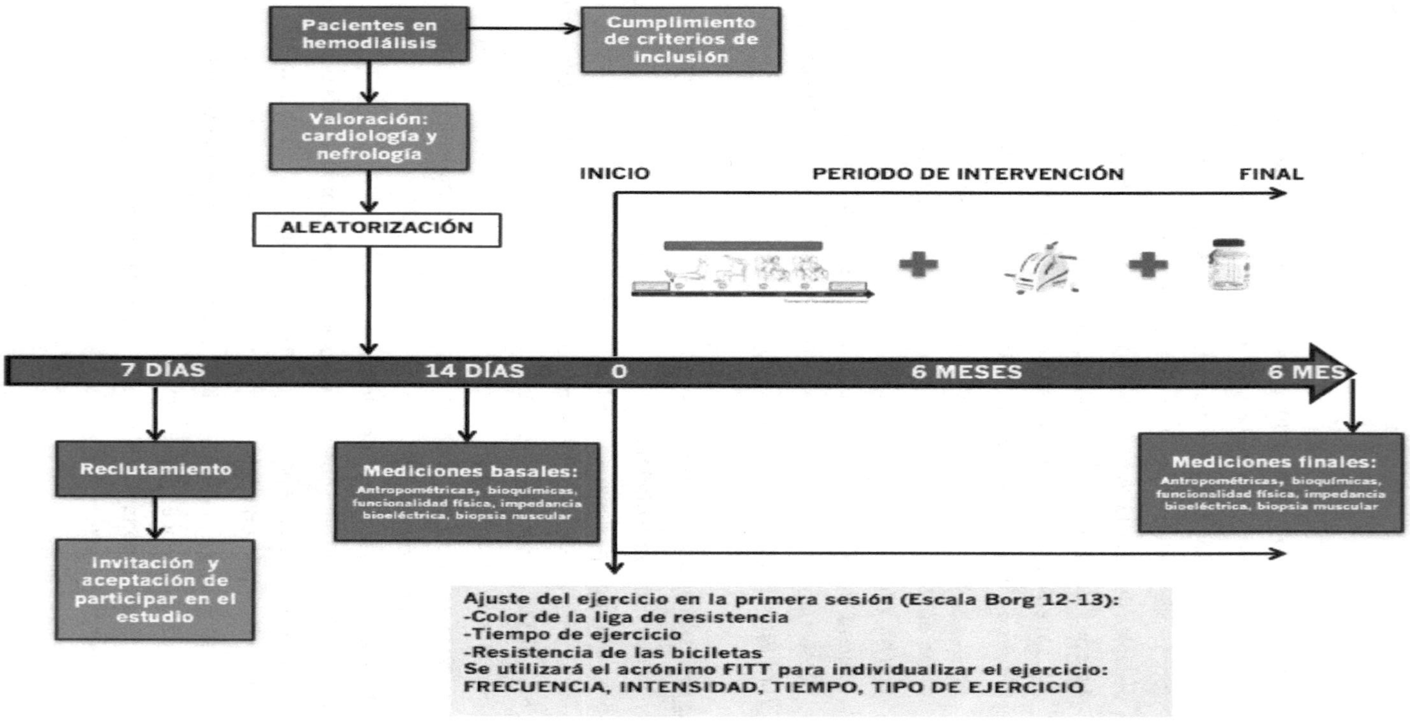

11. Operacionalización de las variables

Variable	DEFINICIÓN CONCEPTUAL	DEFINICIÓN OPERACIONAL	DIMENSIONES	TIPO DE VARIABLE	INDICADOR
EDAD	Tiempo que ha vivido una persona o ciertos animales o vegetales. [96]	Se le preguntará al paciente su edad en años al momento de la evaluación nutricional y se corroborará con la fecha de nacimiento obtenida del expediente		Cuantitativa continua	Media ± ds
SEXO	Condición orgánica, masculina o femenina, de los animales y las plantas. [97]	Se le preguntará al paciente al momento de la evaluación nutricional y se corroborará con el expediente	Hombre Mujer	Cualitativa nominal dicotómica	Frecuencia y porcentaje
ETIOLOGÍA DE LA ERC	Causa de la enfermedad renal crónica	Causa de la Enfermedad Renal registrada en el expediente. Se obtendrá del expediente clínico	• Diabetes Mellitus • Hipertensión Arterial • Glomerulonefritis • Otra • No sabe	Cualitativa nominal politómica	Frecuencia y porcentaje
ESCOLARIDAD	Periodo de asistencia a un centro escolar. [98]	Se le preguntará al paciente su grado máximo de estudios al momento de la evaluación nutricional	Primaria Secundaria Preparatoria Licenciatura	Cualitativa ordinal	Frecuencia y porcentaje

EJERCICIO AERÓBICO	También se le conoce como cardiovascular, utiliza movimientos rítmicos de los brazos y/o piernas. Mejoran la capacidad aeróbica.[99]	Tipo de ejercicio al que será sometido el paciente, el cual consistirá en pedalear por 20 minutos en una bicicleta estacionaria, en las primeras dos horas de la sesión de hemodiálisis	Cualitativa nominal dicotómica	Frecuencia y porcentaje
EJERCICIO DE RESISTENCIA	Construye músculos, haciéndolos trabajar contra resistencia utilizando pesas, ligas de resistencia o el mismo cuerpo.[99]	Tipo de ejercicio al que será cometido el paciente, que consistirá en la realización de cuatro tipos de ejercicio de fuerza diferentes, siguiendo las guías propuestas de ejercicio para pacientes en diálisis "A Guide for the People on Dialysis" [4]	Cualitativa nominal dicotómica	Frecuencia y porcentaje

MEDICIONES ANTROPOMÉTRICAS				
ANTROPOMÉTRICOS				
Peso	La masa o cantidad de peso de un individuo. Se expresa en unidades de libras o kilogramos.[100]	Peso en Kilogramos del paciente. La medición se realizará sin zapatos ni prendas pesadas, después de la sesión de hemodiálisis con la vejiga vacía y de preferencia por lo menos dos horas después de consumir alimentos.	Cuantitativa continua	Media ± ds
Talla	La distancia perpendicular entre los planos transversales del punto	Se medirá con el sujeto de pie, con los talones, glúteos y la parte superior de la espalda en contacto	Cuantitativa continua	Media ± ds

	del Vertex y el inferior de los pies. [101]	con la escala, con la cabeza en plano de Frankfort.			
Índice de masa corporal (IMC kg/m²)	Describe el peso relativo para la estatura y está correlacionado de modo significativo con el contenido total de grasa del individuo. [100]	Se obtendrá a través de la medición del peso y la talla con la siguiente fórmula: IMC (kg/m^2): peso en kilogramos/talla en m^2		Cuantitativa continua	Media ± ds
Pliegue cutáneo tricipital (PCT)	La medición del pliegue tomada paralelamente al eje longitudinal del brazo en el punto del pliegue del Tríceps [101]	El sujeto adopta una posición relajada, de pie con el brazo derecho colgando a un lado del cuerpo y el antebrazo en semipronación, se palpa el punto donde la línea media de la cara posterior del brazo encuentra con la línea del Acromiale-Radiale media proyectada perpendicularmente al eje longitudinal del brazo) antes de efectuar la medición.		Cuantitativa continua	Media ± ds
Pliegue cutáneo bicipital (PCB)	La medición del pliegue tomada en paralelo al eje longitudinal del brazo en el punto del pliegue del bíceps. [101]	El sujeto adopta una posición relajada, de pie con el brazo derecho colgando a un lado del cuerpo y el antebrazo en semipronación, se palpa el punto donde una línea vertical en mitad del vientre muscular, se encuentra con la línea		Cuantitativa continua	Media ± ds

		Acromiale-Radiale media proyectada entes de efectuar la medición		
Pliegue cutáneo subscapular (PCse)	La medición tomada oblicuamente hacia abajo en el punto del pliegue subescapular [101]	El sujeto adopta una posición relajada, de pie, y con los brazos colgando a los lados, la línea del pliegue se determina por las líneas naturales de la piel	Cuantitativa continua	Media ± ds
Pliegue cutáneo suprailíaco (PCsi)	La medición del pliegue tomado casi horizontalmente en el punto del pliegue de la cresta ilíaca [101]	El sujeto adopta una posición relajada, de pie. El brazo derecho debe estar en abducción o cruzado sobre el tronco, la línea del pliegue generalmente corre ligeramente hacia abajo en dirección postero-anterior, como determinan las líneas naturales de la piel.	Cuantitativa continua	Media ± ds
MASA GRASA (MG)	Representa la reserva energética del organismo; su evaluación a partir de pliegues cutáneos representa la cantidad de grasa localizada en el tejido adiposo subcutáneo, considerando que este es representativo de la grasa corporal total. [100]	Se medirá el porcentaje de grasa mediante la fórmula de SIRI, tomando en cuenta la densidad corporal del paciente y el peso seco del mismo: SIRI: %grasa=(4.95/densidad)-4.50	Cuantitativa continua	Media ± ds
	INDICADORES DE CANTIDAD DE MASA MUSCULAR			
ÁREA MUSCULAR DEL BRAZO (AMB)	Calcula la cantidad de masa muscular en las extremidades y se evalúa	Calcula la cantidad de masa muscular en las extremidades y se evalúa	Cuantitativa continua	Media ± ds

	con el pliegue cutáneo tricipital y la circunferencia del brazo [100]	con el pliegue cutáneo tricicipital y la circunferencia del brazo, se utilizará la fórmula de Heymsfield: AMB (mujeres): $\frac{[CB-(\pi\ x\ PCT)]2}{12.56} - 6.5$ AMB (Hombres): $\frac{[CB-(\pi\ x\ PCT)]2}{12.56} - 10$		
CIRCUNFERENCIA MUSCULAR DEL BRAZO (CMB)	La circunferencia muscular del brazo (CMB), calculada mediante el pliegue cutáneo y el perímetro braquial, proporciona una estimación de la reserva de proteínas en la musculatura.[100]	La circunferencia muscular del brazo (CMB), se calculará mediante el pliegue cutáneo tricipital y el perímetro braquial, mediante la siguiente fórmula: CMB: (CB*10) - $(\pi\ x\ PCT)$	Cuantitativa continua	Media ± ds
MASA LIBRE DE GRASA (MLG)	Representa el peso del organismo después de restarle la MG e incluye hueso, músculo esquelético, vísceras y agua, tanto extra como intracelular. [100]	Se sacará tomando como base que la MLG representa el peso del individuo después de restar la MG, la determinación de ésta se hace de forma indirecta simplemente al restar el dato de la MG al peso seco corporal del individuo:	Cuantitativa continua	Media ± ds

		MLG= peso actual (kg)-grasa corporal (kg)		
ÁREA MUSCULAR DEL MÚSCULO DEL MUSCLO	Representa la cantidad de masa muscular en las extremidades superiores e inferiores	Se medirá el área media del músculo del muslo en cm2 con tomografía computarizada pacientes.	Cuantitativa continua	Media ± ds
INDICADORES BIOQUÍMICOS DEL ESTADO DE NUTRICIÓN				
ALBÚMINA	Proteína transportadora que mantiene la presión oncótica del plasma. Representa del 50%-60% de la proteína sérica total y sus reservas son las más abundantes. La disminución de la misma se relaciona con morbilidad o mortalidad. [100]	Se obtendrá de la química sanguínea que se le elaborará al paciente	Cuantitativa continua	Media ± ds
CREATININA	La creatina se encuentra principalmente en el músculo; funciona como amortiguador de los fosfatos y mantiene constante la producción de trifosfato de adenosina (ATP) para la contracción muscular. Al perder el fosfato la creatina se convierte en creatinina merced a una reacción irreversible, no enzimática, La masa muscular se relaciona con la tasa de excreción de la creatinina [100]	Se obtendrá de la química sanguínea que se le elaborará al paciente	Cuantitativa continua	Media ± ds

CUENTA TOTAL DE LINFOCITOS	Los linfocitos constituyen de 20 a 40% del total de los leucocitos de la sangre. La disminución de dicha cifra (1.2 a 1.5 x 10^9/L) reflejaría una desnutrición energético-proteica leve, entre 0.9 y 1.5 10^9/L, indicaría un grado de desnutrición energético-proteica moderada, mientras que una disminución mayor (<0.9 x 10^9/L) es una característica de una desnutrición grave.[100]	Se obtendrá de la biometría hemática que se le elaborará al paciente y mediante la siguiente fórmula: CTL: linfocitos (%) x leucocitos/100	Cuantitativa continua	Media ± ds
INDICADORES DIETÉTICOS DEL ESTADO DE NUTRICIÓN				
INGESTION DE PROTEÍNA	La cantidad de energía que nuestro organismo absorbe a partir de proteínas. [102]	Se obtendrá la cantidad de energía en kilocalorías de los alimentos y bebidas que consuma el paciente con un recordatorio de 24 horas de 3 días (un día de hemodiálisis, un día sin hemodiálisis y un día de fin de semana), antes y después de la intervención con ejercicio	Cuantitativa continua	Media ± ds
INGESTIÓN DE ENERGÍA	La cantidad de energía que nuestro organismo absorbe a través de los alimentos. [102]	Se obtendrá la cantidad de energía de un recordatoria de 24 horas de 3 días (un día de hemodiálisis, un día sin hemodiálisis y un día de fin de semana), antes y	Cuantitativa continua	Media ± ds

		después de la intervención con ejercicio		
FUNCIONALIDAD FÍSICA				
Funcionalidad física (Physical Performance/Physical functioning/Functional exercise capacity)	Capacidad para llevar a cabo actividades esenciales de autocuidado y actividades domésticas. Alcance de la participación en la vida productiva, generadora , comunitaria, social y cívica [94]	Se evaluará con la prueba de time up and go test, sit to stand test y six minute walk de acuerdo con las guías "American Thoracic Society Statement: Guidelines for the Six-Minute walk Test", (metros/minuto) [9]	Cuantitativa continua	Media ± ds
Fuerza muscular		Se medirá la fuerza muscular de los pacientes 3 veces con un dinamómetro de mano. Se tomará como valor el promedio de las tres mediciones.	Cuantitativa continua	Media ± ds
Infiltración de lípidos intramusculares	Tejido adiposo que se acumula entre los miocitos de la masa muscular.	Se medirá la infiltración de lípidos con tomografía computarizada, se computarán parcialmente el área de los tejidos en centímetros sumando los pixeles de los tejidos y multiplicando por el área de superficie del pixel (el pixel es una representación bidimensional del volumen tisular correspondiente, y en cada píxel se contiene información denominada unidad TC o unidad de Hounsfield) ; el volumen	Cuantitativa continua	Media ± ds

		de tejido, para cada corte es calculado multiplicando el área de tejido , por corte de espesor, y se usan unidades estándar de Hounsfield para cada tejido: adiposo (-190 a -30)			
DIAGNÓSTICO DE DESGASTE PROTEÍNICO ENERGÉTICO					
Desgaste proteico energético	Conjunto de alteraciones nutricionales y metabólicas debidas a la enfermedad renal crónica, que se caracteriza por pérdida de masa muscular y pérdida de masa grasa.[103]	El paciente debe de presentar de manera conjunta 3 de 4 criterios establecidos en las 4 categorías diferentes por la ISRNM: **Masa corporal:** - Índice de masa corporal < 23 kg/m^2 - Pérdida de peso sin intención: 5 % del peso corporal en 3 meses o menos, o 10 % en 6 meses - <10 % de masa grasa total **Química sanguínea:** -Albúmina <3.8 g/dL -Prealbúmina sérica (transtiterrina) <30 mg /100 ml -Colesterol sérico < 100 mg /100 ml **Masa muscular:** -Disminución del 5 % de la masa muscular en menos de 3 meses o 10 % en menos de 6 meses	Presencia de al menos tres criterios: Con desgaste Presencia de 2 o menos criterios: Sin desgaste	Cualitativa nominal dicotómica	Frecuencia y porcentaje

	-Disminución del área muscular del brazo >10 % en relación con el percentil 50 de la población de referencia **Ingestión dietética:** -Disminución, no intencionada, de la ingestión de proteínas a través de la dieta < 0.8 g/kg de peso/ día durante por lo menos 2 meses para pacientes en diálisis o <0.6g/kg en prediálisis. -Disminución de la ingestión de energía por medio de la dieta y que sea < 25 cal/kg de peso/ día durante por lo menos 2 meses	

12. Plan de análisis estadístico

Se utilizó como medidas de resumen y de dispersión, medias y desviación estándar para las variables continuas con distribución normal y en el caso de las variables continuas con distribución no paramétrica se reportaron los datos en medianas con sus rangos intercuartiles. Para las variables categóricas se utilizaron números absolutos y proporciones.

Al finalizar la intervención se compararon las mediciones finales de cada grupo con *t de student* para muestras independientes o U de Mann- Whitney y para realizar la comparación intragrupo se utilizaron las pruebas *t de student* para muestras relacionadas o Wilcoxon.

13. Aspectos éticos y de bioseguridad

Se ha observado que la aplicación de la intervención con ejercicio aeróbico y anaeróbico y complementación oral durante la sesión de hemodiálisis es segura.

Sin embargo, de acuerdo con el artículo 17 del Reglamento de la Ley General de Salud en Materia de Investigación para la Salud, la participación de los voluntarios en este estudio conlleva un riesgo mayor al mínimo.

De igual forma los pacientes deberán leer, llenar y firmar la carta de consentimiento informado, en donde se le explicará a detalle cada una de las intervenciones a realizar. **ANEXO 7**

En estudios previos se ha documentado la seguridad de estas intervenciones, es decir, el ejercicio y la complementación oral proporcionan una opción dentro del tratamiento, para mejorar distintos aspectos (físicos, emocionales y funcionales), indicadores del estado de nutrición como albúmina y disminución de la mortalidad en pacientes con enfermedad renal crónica en hemodiálisis, sin reportes de riesgos asociados a la intervención. [49-104-40-41-46]

La realización de los procedimientos para la evaluación de la composición corporal y clínica no genera ninguna molestia para el paciente, de la misma forma no implican riesgo. Sin embargo, la toma de la tomografía computarizada expone a los pacientes a radiación, en diferentes estudios en donde se evalúa la cantidad y calidad de la tomografía no se han documentado eventos adversos asociados al procedimiento y de igual forma esta evaluación se realizará solamente en la medición basal y a los seis meses.

Este protocolo de investigación ya ha sido revisado y aprobado por el comité de ética y de investigación del Hospital General de México "Dr. Eduardo Liceaga" **(Número de aprobación DI/18/105-B/04/021)** y se realizó de acorde a la Ley General de Salud. De igual forma el protocolo se registró a nivel internacional en la International Standard Randomised Controlled Trials Number con el número ISRCTN63121006.

14. Consideraciones especiales

14.1 Recursos humanos

-Nefrólogo
-Nutriólogo
-Cardiólogo
-Enfermera

14.2 Recursos materiales

-Plicómetro Lange, USA
-Báscula SECA 664
-Estadímetro SECA 216
-Cinta métrica de policarbonato
-Dinamómetro, TAKEI, SMEDLEY III, USA
-Equipo de impedancia, RJL Quantum System, USA, monofrecuencia
-Analizador de consumo de alimentos, Programa Nutrikal VO. 2.0.
-Ligas de resistencia progresiva Theraband
-Bicicleta estática
-Tomógrafo Somatom Definition AS de SIEMENS

14.3 Recursos financieros

El equipo utilizado para la intervención será adquirido por:

- Dr. Rafael Valdez Ortiz, Jefe de Nefrología en Hospital General de México "Eduardo Liceaga"
- Dra. Ángeles Espinosa Cuevas, Jefa del área de nutrición del Departamento de Nefrología y Metabolismo Mineral en Instituto Nacional de Ciencias Médicas y Nutrición Salvador Zubirán.
- Dirección de Investigación del Hospital General de México.

Se solicitó apoyo del laboratorio central del Hospital General de México para el procesamiento de los siguientes estudios de laboratorio:

-99 biometrías hemáticas

-99 químicas sanguíneas de 24 elementos (glucosa, urea, creatinina, ácido úrico, colesterol total, triglicéridos, lipoproteínas de alta intensidad, lipoproteínas de baja densidad, bilirrubina directa e indirecta, bilirrubina total, proteínas totales, amino transferasa alanina, amino transferasa aspartato, fosfatasa alcalina, gammaglutamil transferasa, deshidrogenasa láctica, amilasa, lipasa, calcio, fósforo, albúmina, creatinfosfoquinasa en sangre (CPK), creatinkinasa isoenzima MB, magnesio)

-99 electrolitos séricos (sodio, potasio y cloro)

-99 proteína C reactiva

-99 cinéticas de hierro

Sin embargo, por las pérdidas a lo largo del seguimiento se procesaron treinta y ocho antes de iniciar la intervención del estudio, 29 a los tres meses de intervención y 24 al concluir el estudio.

De igual forma el protocolo participó en la obtención de una beca en el programa de la International Society of Nephrology Clinical Research Program, en donde obtuvimos un presupuesto de $5,000 dólares para apoyar a la realización del estudio.

14.4 Limitaciones del estudio

Debido a la naturaleza de la intervención la maniobra no se puede cegar, por lo que se propone un ensayo clínico aleatorizado abierto, de igual forma otra de las limitaciones del estudio es que nuestra población de pacientes se caracteriza por solo recibir dos sesiones de hemodiálisis, y la gran mayoría de los pacientes no cuenta con algún tipo de seguridad social para finanziar su propia enfermedad.

14.5 Resultados esperados

Con esta intervención se pretende establecer un programa de ejercicio que en combinación con un complemento nutricio rico en proteínas, pueda ayudar a mantener la funcionalidad física de los pacientes en hemodiálisis, a través del mantenimeinto de la cantidad y la calidad de la masa musular, de igual forma, se espera sustentar este programa con la ayuda de profesionales del ejercicio, esta intervención no farmacológica, tiene la ventaja de no agregar ningún costo extra al tratamiento de las diferentes alteraciones de los pacientes.

15. CRONOGRAMA DE ACTIVIDADES

Actividades Específicas	1er. Semestre 2017						2ndo. Semestre 2018						3er. Semestre 2018						4to. Semestre 2019						5to. Semestre 2019						6to. Semestre 2020						7mo. Semestre 2020						8vo. Semestre 2021				
	Ago	Sep	Oct	Nov	Dic	Ene	Feb	Mar	Abri	May	Jun	Jul	Ago	Sep	Oct	Nov	Dic	Ene	Feb	Mar	Abr	May	Jun	Jul	Ago	Sep	Oct	Nov	Dic	Ene	Feb	Mar	Abri	May	Jun	Jul	Ago	Sep	Oct	Nov	Dic	Ene	Feb	Mar	Abri	May	Jun
Búsqueda de bibliografía	■	■	■	■	■	■	■	■	■	■	■	■	■	■	■	■	■	■	■	■	■	■	■	■	■	■	■	■	■	■	■	■	■	■	■	■	■	■	■	■	■	■	■	■	■	■	■
Estructuración del protocolo	■	■	■	■	■	■																																									
Revisión comité de ética e investigación							■	■	■	■	■	■																																			
Aprobación comité de ética e investigación							■	■	■	■	■	■																																			
Registro del estudio en Clinical Trials													■	■	■																																
Reclutamiento de la muestra																			■	■	■	■	■	■																							
Recolección de datos basales																			■	■	■	■	■	■																							
Aplicación de la intervención																									■	■	■	■	■	■																	
Análisis e interpretación de datos																															■	■	■	■	■	■	■										
Estructuración de resultados																															■	■	■	■	■	■	■										
Publicación de artículo																																						■	■	■	■	■	■	■	■	■	■

16. Resultados

Un total de 65 pacientes fueron evaluados para poder elegir a aquellos que cumplieran con los criterios de inclusión, de estos 65 pacientes, 38 pacientes fueron incluidos y aleatorizados. Las diferentes razones por las cuales los pacientes no fueron incluidos en este protocolo de investigación fueron: falla cardiaca, hiperparatiroidismo terciario, que solamente pudieran asistir a la sesión de hemodiálisis una vez por semana, alteraciones cognitivas, fístula femoral, cáncer y arritmias.

Las pérdidas en el seguimiento fueron mayores en el grupo de pacientes que realizaron ejercicio debido a que dos de ellos fueron trasplantados, dos pacientes empezaron a asistir una vez por semana al tratamiento de hemodiálisis por falta de recursos económicos, tres pacientes retiraron su consentimiento informado debido a que ya no querían realizar ejercicio y se reportaron dos defunciones asociadas a infecciones del catéter.

Las pérdidas en el grupo de pacientes que recibieron la complementación oral nutricional fueron debidas a que dos pacientes se trasplantaron y un paciente se hospitalizó. **(Ver figura 5)**

En las características demográficas de la población se observó que la media de edad de los pacientes fue de 33 ± 10.8 años, el 52.6% (n=20) de los pacientes eran del sexo masculino, y en la mayoría de los casos no se conocía la etiología de la ERC (71.1%).

Cabe resaltar que la gran mayoría de la población acudía 2 veces por semana a las sesiones de hemodiálisis (84.2%) y tenían al menos 2 años en hemodiálisis y en promedio tenían una función renal residual de 85ml en 24 horas. **Tabla 7**

Otro de los datos a resaltar de esta tabla es que la población de estudio es muy diferente a todas en las que se han realizado estudios sobre implementación de ejercicio (aeróbico o anaeróbico) y complementación oral nutricional, la población de pacientes de este estudio es más joven, con un gran porcentaje de pacientes sin causa conocida de la ERC y que además con 2 sesiones de HD a la semana.

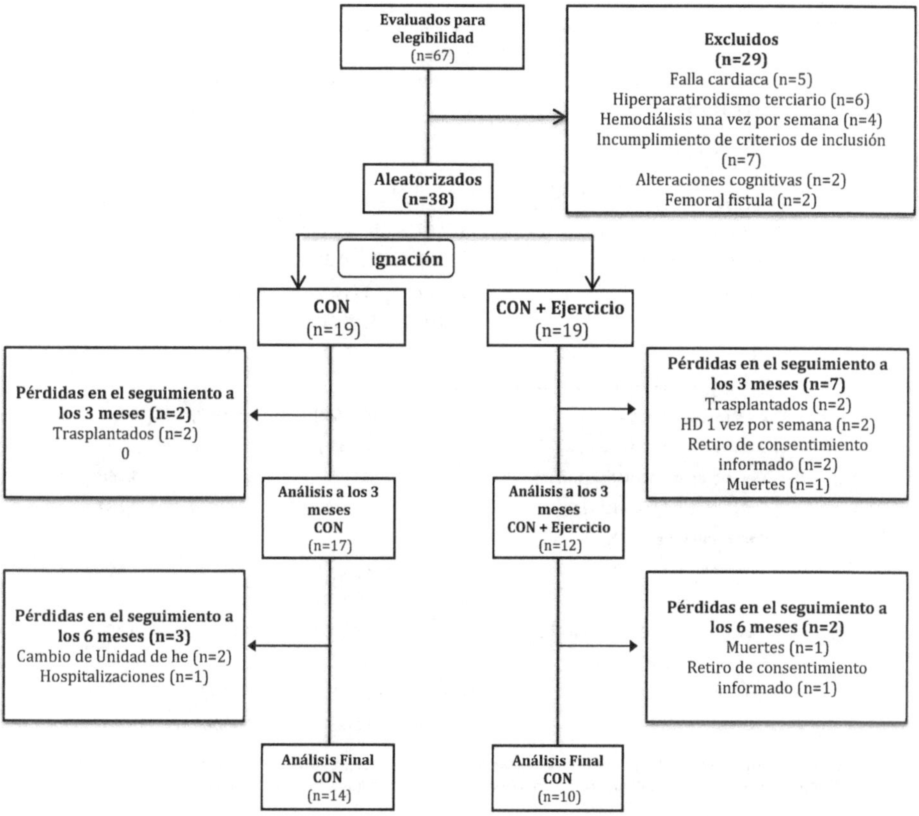

Figura 5. Diagrama de flujo de los pacientes incluidos en el estudio. Tamizaje, aleatorización y seguimiento según CONSORT.

Tabla 7. Características Basales de la población.

Características Generales de la población				
Variables	TOTAL (n=38)	CON (n=19)	CON + EJERCICIO (n=19)	*p*
Edad (años)	33 ± 10.8	35 ± 11.47	32 ± 10.26	**0.464**
Sexo (n/%)				
Maculino	20 (52.6)	9 (47.4)	11 (57.9)	
Etiología de la ERC (n/%)				**0.609**
Desconocida	27 (71.1)	14 (73.7)	13 (68.4)	
Diabetes mellitus	3 (7.9)	2 (10.5)	1 (5.3)	
Glomerulopatía	1 (2.6)	1 (5.3)	0 (0)	
Hipertensión	4 (10.5)	1 (5.3)	3 (15.8)	
Otra	3 (7.9)	1 (5.3)	2 (10.5)	
Frecuencia de hemodiálisis (n/%)				**0.670**
2 veces por semana	32 (84.2)	16 (84.2)	16 (84.2)	
3 veces por semana	6 (15.8)	3 (15.8)	3 (15.8)	
Tiempo en hemodiálisis (años)	2 (1,3.2)	3 (1,6)	3 (1,5.5)	***0.168***
Función renal residual (ml)	85 ± 26	81.5 ± 30.	89.4 ± 43	***0.882***
Comorbilidades (n/%)				
Diabetes	2 (7.9)	2 (10.5)	1 (5.3)	***0.500***
Hipertensión	38 (100)	19 (100)	19 (100)	***NS***
Índice de comorbilidad de Charlson	2.3 ± .12	2.5 ± .22	2.1 ± .08	***0.134***
Acceso Vascular (n/%)				***0.628***
Catéter	16 (42.1)	11 (57.9)	11 (57.9)	
Fístula	22 (57.9)	8 (42.1)	8 (42.1)	

Datos expresados en: medias y desviación estándar, frecuencias y porcentajes. CON, Complementación oral nutricional.
*T-student para variables continuas con distribución normal y chi-cuadrada de pearson para variables categóricas.

En cuanto a los indicadores de composición corporal medidos con antropometría e impedancia bioeléctrica, se observó que los pacientes pesaban en promedio 56 ± 8.2kg con un índice de masa corporal promedio de 21.9 ± 2.9kg/m^2. De acuerdo con el puntaje del Malnutrition Inflammation Score (MIS), los dos grupos de comparación tenían al menos algún grado de desnutrición, sin embargo, se observa que el grupo que realizó ejercicio tenía menos puntaje del MIS, lo cual quiere decir que empezaron la intervención con mejor estado de nutrición, aunque esta diferencia no fue estadísticamente significativa (p=0.275).

En cuanto al porcentaje de masa grasa y pliegue cutáneo tricipital, los cuales son indicadores de las reservas de masa corporal, se puede observar que los dos grupos eran muy parecidos antes de iniciar la intervención (p=0.517 y p=0.920 respectivamente).

Sin embargo, en cuanto a los indicadores antropométricos de masa muscular se observa que el grupo que no realizó ejercicio empezó con una mayor área muscular del brazo (39.1 ± 10.6 cm^2 *versus* 30.80 ± 17.1 cm$^{2)}$, p=0.081) y con mayor circunferencia muscular el brazo (263.3 ± 26.85mm *versus* 229.3 ± 85.3mm, p=0.112) en comparación con el grupo que realizó el programa de ejercicio, aunque nuevamente no se observación diferencias estadísticamente significativas).

En cuanto a las propiedades eléctricas del cuerpo, se observó que la resistencia y reactancia eran muy similares en ambos grupos (p=0.950 y p=0.411 respectivamente), sim embargo se observó que de manera inicial el ángulo de fase fue mayor en aquellos que realizaron el ejercicio, sin embargo, esta diferencia no fue estadísticamente significativa (p=0.216). **Tabla 8**

Tabla 8. Indicadores de composición corporal basales.

Variables	TOTAL (n=38)	CON (n=19)	CON + EJERCICIO (n=19)	*p*
Peso (kg)	56.6 ± 8.2	56.57 ± 7.4	56.6 ± 9.1	***0.976***
Índice de masa corporal (kg/m2)	21.9 ± 2.9	22.19 ± 2.8	21.6 ± 3.1	***0.560***
Circunferencia de Brazo (cm)	27.4 ± 3.0	27.7 ± 2.8	27 ± 3.3	***0.528***
Circunferencia Muscular de Brazo (mm)	246.30 ± 64.7	263.3 ± 26.85	229.3 ± 85.3	***0.112***
Área muscular del brazo (cm^2)	35 ± 14.65	39.1 ± 10.6	30.8 ± 17.1	***0.081***
% de masa grasa (Antropometría)	20.4 ± 8.2	21.32 ± 8.9	19.5 ± 7.5	***0.517***
Pliegue Cutáneo Tricipital (mm)	11.8 ± 5.3	11.8 ± 5.0	11.7 ± 5.6	***0.920***
MIS (puntaje)	5.1 ± 2.7	5.6 ± 2.7	4.3 ± 2.7	***0.275***
Resistencia (ohm)	569.5 ± 106	568.4 ± 99	570.6 ± 116	***0.950***
Reactancia (ohm)	57.3 ± 13	55.5 ± 13	59.1 ± 12	***0.411***
Ángulo de fase (º)	5.7 ± .86	5.5 ± .90	5.9 ± .80	***0.216***

Datos expresados en: medias y desviación estándar. CON, Complementación oral nutricional; MIS, malnutrition inflammation score. *T-student para variables continuas con distribución normal.

En los indicadores bioquímicos basales se observó una media de hemoglobina de 10.19 ± 2.1 g/dl, no se encontraron diferencias estadísticamente significativas en las concentraciones séricas de albúmina o en la cuenta total de linfocitos, sin embargo, aunque también no se reportó una diferencia estadísticamente significativa en la inflamación de los pacientes medida con proteína c reactiva, se observa que los pacientes en el grupo con ejercicio iniciaron con mayores concentraciones de la misma en comparación con el grupo que no realizó el ejercicio (8.9 ± 14.1 mg/L versus 14.4 ± 256 mg/L, p=0.421). **Tabla 9**

Tabla 9. Indicadores bioquímicos basales.

Variables	TOTAL (n=38)	CON (n=19)	CON + EJERCICIO (n=19)	*p*
Hemoglobina (g/dl)	10.19 ± 2.1	9.9 ± 1.6	10.4 ± 2.5	***0.445***
Cuenta Total de Linfocitos (cel/mm^3)	1137 ± 305	1127 ± 318	1148 ± 299	***0.839***
Creatinina (mg/dl)	13 ± 4.1	13.6 ± 3.4	12.4 ± 4.8	***0.411***
Albúmina (g/dL)	4.2 ± .43	4.2 ± .40	4.2 ± .47	***0.738***
Fósforo (mg/dl)	5.7 ± 2.3	5.8 ± 2.1	5.5 ± 2.4	***0.720***
Potasio (mmol/L)	5.4 ± .99	5.6 ± .87	5.3 ± 1.1	***0.413***
PCR (mg/L)	11.7 ± 20.6	8.9 ± 14.1	14.4 ± 25.6	***0.421***

Datos expresados en: medias y desviación estándar. CON, complementación oral nutricional; PCR, proteína C reactiva.
*T-student para variables continuas con distribución.

Para este estudio se realizaron diferentes pruebas de funcionalidad física.

En estas mediciones de funcionalidad física se observó que la gran mayoría de los pacientes eran funcionales y no tenían dificultades para realizar actividades de la vida diaria.

Al momento de comparar a los dos grupos, se observa que ambos tenían un six minute walk test, velocidad de la marcha, un puntaje del physical performance battery y una dinamometría de mano muy parecidos. Sim embargo en la única prueba en donde se observó una diferencia estadísticamente significativa fue en el 5t-sit-to-stand test (p=0.011).

Tabla 10. Mediciones basales de funcionalidad física y muscular.

Variables	TOTAL (n=38)	CON (n=19)	CON + EJERCICIO (n=19)	*p*
Six-minute walk (m)	408 ± 64.1	409 ± 64.4	407 ± 64.5	***0.935***
Velocidad de la marcha (m/s)	0.86 ± 0.1	0.86 ± 0.1	0.86 ± 0.14	***0.937***
Time Up and Go (s)	8.2 ± 1.5	8.5 ± 1.7	7.9 ± 1.2	***0.184***
5t-sit to stand (s)	9.4 ± 2.7	10.5 ± 2.9	8.3 ± 2.0	***0.011***
Short Physical Performance Battery (score)	10.8 ± 1.3	10.7 ± 1.4	10.9 ± 1.12	***0.626***
Dinamometría de mano dominante (kg)	24.7 ± 9.3	25.5 ± 8.6	23.9 ± 10.1	***0.928***
Actividad Física (Kcal del PAQ)	2398 ± 725	2510 ± 786	2286 ± 661	***0.347***

Datos expresados en: medias y desviación estándar. CON, Complementación oral nutricional. *T-student para variables continuas con distribución.

16.1 Cambios en las variables de composición corporal medidas con antropometría e impedancia bioeléctrica

Al finalizar la intervención ambos grupos incrementaron de manera significativa el peso corporal a los 3 meses y a los 6 meses (CON, Basal: 54.7 ± 7.4 vs. 55.8 ± 6.7; p=0.014; CON + EX, Basal:56.2 ± 8.8 vs. Final: 58.2 ± 9.2; p=0.001) pero no se encontró alguna diferencia entre ambos grupos. **Tabla 11**

En los indicadores indirectos de masa muscular no se encontraron incrementos significativos al finalizar la intervención, sin embargo, en ambos grupos se pueden observar disminuciones no significativas en el área muscular del brazo y circunferencia muscular del brazo. **Tabla 11**

A los tres meses de intervención se puede observar un incremento significativo en el porcentaje de masa grasa en el grupo que realizó ejercicio (CON + EX, Basal:19.5 ± 7.1 vs. Final: 20.5 ± 7.1; p=0.011) y un incremento no significativo a los seis meses de intervención (CON + EX, Basal: 21 ± 7 vs. Final: 22.9 ± 7.9; p=0.046).

En cuanto al estado de nutrición evaluado con el Malnutrition Inflamation Score (MIS), se pudo observar que a los 3 meses el grupo que realizó ejercicio mejoró de manera significativa el puntaje de MIS (CON + EX, Basal: 5.3 ± 3.1 vs. Final: 4.1 ± 2.3; p=0.023) y a los 6 meses se observó una mejora no significativa (CON + EX, Basal: 5 ± 3 vs. Final: 4 ± 2.; p=0.085) a diferencia del grupo que solo recibió la CON, en donde a los 3 meses de intervención no se observaron cambios significativos en el estado nutricional y a los 6 meses el puntaje de MIS mejoró aunque no de manera significativa (CON, Basal: 6 ± 3 vs. Final: 5.1 ± 2.6; p=0.075). En las variables de composición corporal medidas con impedancia bioeléctrica no se observaron cambios significativos en ninguno de los dos grupos. **Tabla 12**

16.2 Cambios en las variables de funcionalidad física

En la **tabla 13** se pueden observar todos los cambios relacionados a la funcionalidad física de ambos grupos.

A los 6 meses de seguimiento el grupo de CON tuvo una disminución no significativa del SMWT (Basal: 397 ± 69 vs. Final: 396 ± 52; p= 0.891) y el grupo de EX un incremento significativo (Basal: 402 ± 40 vs. Final: 441 ± 30; p= 0.000). En el SPPB se observaron mejoras no significativas en ambos grupos (CON, basal:10.5 ± 1.4 vs. Final: 10.9 ± 1.5, p= 0.175; CON + EX, basal: 10.5 ± 0.97 vs. Final: 11.2 ± 1.31, p= 0.271) e incrementos estadísticamente significativos en la fuerza de mano (CON, Basal: 22.3 ± 6.5 vs. Final: 24.2 ± 5.6, p= 0.012; CON + EX, Basal: 23.5 ± 9 vs. Final: 26 ± 8, p= 0.009).

En cuanto a la velocidad de la marcha ambos grupos mejoraron de manera significativa esta prueba al finalizar la intervención (CON, Basal: 0.84 ± .17 vs. Final: 0.95 ± .14, p= 0.022; CON + EX, Basal: 0.85 ± .51 vs. Final: 0.98 ± .21, p= 0.013).

No se observaron cambios significativos intragrupales en ninguno de los dos grupos en las pruebas Time Up and Go test (s) y 5t sit to stand test (s). **Tabla 13**

A los 6 meses de seguimiento se pudo observar una diferencia significativa en la prueba SMWT entre ambos grupos, observando que el grupo que terminó con mejor funcionalidad física medida con esta prueba fue el grupo que realizó ejercicio (CON, Final: 396 ± 52 *vs* CON + EX, Final: 441 ± 30; p=0.018).

Otra de las diferencias entre ambos grupos se observó a los 3 meses en las pruebas Timed Up and Go test y en el SPPB en donde nuevamente el grupo que mejoró aún más el tiempo para realizar la prueba Time Up and Go test (CON, Final: 8.7 ± 1.9 *vs* CON + EX, Final: 7.8 ± .97; p=0.029) y el puntaje del SPPB (CON, Final: 10.9 ± 1.5 *vs* CON + EX, Final: 11.2 ± 1.31; p=0.025) fue el grupo que realizó ejercicio.

16.3 Cambios en la calidad y cantidad de la masa muscular medida con tomografía computarizada

En la **tabla 14** se observan los cambios en la masa muscular medidos con tomografía computarizada.

Se puede observar que el área muscular del músculo del muslo (cantidad de masa muscular) no tuvo cambios significativos en ninguno de los dos grupos.

En cuanto a la calidad de la masa muscular se pudo observar una mejora no significativa en el grupo EX (Basal: 54.6 ± 3.4 HU vs. Final: 56 ± 3.3 HU; p= 0.280).

En la comparación intergrupal se pudo observar que el grupo que terminó con mejor calidad muscular fue el grupo que realizó ejercicio, aunque esta diferencia no fue estadísticamente significativa (CON, Final: 53 ± 3.7 vs CON + EX, Final: 56 ± 3.3; p=0.054).

Tabla 11. Cambios en los indicadores de composición corporal y estado de nutrición basales vs. 3 y 6 meses.

Variables	CON						CON + EJERCICIO						p^{+}	p^{++}
	BASAL (n=17)	3 MESES (n=17)	*p**	BASAL (n=14)	6 MESES (n=14)	*p**	BASAL (n=12)	3 MESES (n=12)	*p**	BASAL (n=10)	6 MESES (n=10)	*p**		
Peso (kg)	55.7 ± 7.3	56.3 ± 7.1	*0.027*	54.7 ± 7.4	55.8 ± 6.7	*0.014*	56.5 ± 9.2	58 ± 8.7	*0.010*	*56.2* ± 8.8	58.2 ± 9.2	*0.001*	*0.585*	0.462
Circunferencia de brazo (cm)	27 ± 2.8	27 ± 2.9	*0.169*	27 ± 3.1	26.5 ± 3	*0.151*	27 ± 3.3	26.8 ± 3.1	*0.782*	*27.1* ± 3.5	27 ± 3.1	*0.778*	*0.977*	*0.770*
Circunferencia muscular de brazo (mm)	237 ± 25	230 ± 27	*0.092*	232.6 ± 23	224 ± 24	*0.110*	232.6 ± 26	228 ± 24	0.436	*230* ± 27	226 ± 25	*0.539*	*0.493*	*0.842*
Área muscular del brazo (cm²)	38.8 ± 9.8	36 ± 10	*0.087*	37 ± 8.8	33.9 ± 9.1	*0.097*	37 ± 9.5	35.5 ± 8.8	0.434	36 ± 9.8	34 ± 9.2	*0.544*	*0.475*	0.838
% de masa grasa (Antropometría)	22.4 ± 8.7	23 ± 8.8	*0.102*	23.3 ± 8.2	23.8 ± 8.2	*0.311*	19.5 ± 7.1	20.5 ± 7.1	*0.011*	21 ± 7	22.9 ± 7.9	*0.046*	*0.458*	*0.793*
Pliegue cutáneo tricipital (mm)	12.6 ± 4.7	13 ± 5.2	*0.333*	12.8 ± 4.6	13.1 ± 5.2	*0.537*	11.7 ± 5.4	12.5 ± 6	*0.075*	13 ± 5.1	13.7 ± 5.2	*0.066*	*0.879*	*0.798*
MIS (puntaje)	5.7 ± 2.9	5.7 ± 2.5	*0.728*	6 ± 3	5.1 ± 2.6	*0.075*	5.3 ± 3.1	4.1 ± 2.3	*0.023*	*5* ± 3	4 ± 2.9	*0.085*	*0.096*	*0.328*

-p*: t-student para muestras relacionadas
-p+: t-student para muestras no relacionadas (Comparación intergrupal a 3 meses de seguimiento)
-p++: t-student para muestras no relacionadas (Comparación intergrupal a 6 meses de seguimiento)

Tabla 12. Cambios en los indicadores de composición corporal medidos con impedancia bioeléctrica.

Variables	CON (n=14)			CON + EJERCICIO (n=10)			p^{++}
	BASAL	6 MESES	*p**	BASAL	6 MESES	*p**	
RESISTENCIA	593± 96	599± 118	*0.750*	631 ± 109	622 ± 109	*0.586*	0.763
REACTANCIA	57±12	59±21	*0.651*	64.5 ± 14	60.8 ± 13	*0.443*	*0.326*
ÁNGULO DE FASE	5.5±.98	5.5±1.5	*0.896*	5.8 ± .68	5.5 ± 1.1	*0.515*	*0.534*

-p++: t-student para muestras no relacionadas (Comparación intergrupal a 6 meses de seguimiento)

Tabla 13. Cambios en la Funcionalidad Física basal *vs* 3 meses y 6 meses.

Variables	CON						CON + EJERCICIO						P^+	P^{++}
	BASAL (n=17)	3 MESES (n=17)	*p**	BASAL (n=14)	6 MESES (n=14)	*p**	BASAL (n=12)	3 MESES (n=12)	*p**	BASAL (n=10)	6 MESES (n=10)	*p**		
Six-minute walk (m)	400 ± 62	387 ± 61	**0.298**	397 ± 69	396 ± 52	**0.891**	414 ± 45	420 ± 66	**0.652**	402 ± 40	441± 30	**0.000**	***0.178***	**0.018**
Velocidad de la marcha (m/s)	0.83 ± 0.15	0.96 ± 0.21	**0.014**	0.84 ± .17	0.95 ± .14	**0.022**	0.85 ± 0.14	1.0 ± 0.15	**0.001**	0.85 ± 0.51	0.98 ± 0.21	**0.013**	***0.535***	**0.707**
Time Up and Go (s)	8.7 ± 1.7	8.8 ± 1.7	**0.854**	8.7 ± 1.9	8.7 ± 1.9	**0.588**	7.9 ± 1.2	7.5 ± 1.0	**0.167**	8 ± 1.3	7.8 ± 0.97	**0.505**	***0.029***	**0.132**
5t-sit to stand (s)	10 ± 3.1	10.6 ± 2.8	**0.881**	10.5 ± 3	10.5 ± 2.7	**0.938**	8.1 ± 2.3	8.8 ± 1.9	**0.429**	8.2 ± 2.6	9.6 ± 2.7	**0.278**	***0.068***	**0.469**
Short Physical Performance Battery (score)	10.5 ± 1.5	10.5 ± 1.6	**0.773**	10.5 ± 1.4	10.9 ± 1.5	**0.175**	10.7 ± 1.0	11.5 ± 0.66	**0.034**	10.5 ± 0.97	11.2 ± 1.31	**0.271**	***0.025***	**0.656**
Dinamometría de mano dominante (kg)	24 ± 7.9	25 ± 7.7	**0.007**	22.3 ± 6.5	24.2 ± 5.6	**0.012**	22 ± 11.3	26.9 ± 8.1	**0.058**	23.5 ± 9	26 ± 8	**0.009**	***0.618***	**0.551**

-p*: t-student para muestras relacionadas
-p+: t-student para muestras no relacionadas (Comparación intergrupal a 3 meses de seguimiento)
-p++: t-student para muestras no relacionadas (Comparación intergrupal a 6 meses de seguimiento)

Tabla 14. Cambios en la cantidad y calidad de la masa muscular medidos con tomografía computarizada.

Variables	CON (n=14)			CON + EJERCICIO (n=10)			P^{++}
	BASAL (n=14)	6 MESES (n=14)	*p**	BASAL (n=10)	6 MESES (n=10)	*p**	
Densidad muscular (HU)	52.3 ± 5.9	53 ± 3.7	0.592	54.6 ± 3.4	56 ± 3.3	*0.280*	***0.054***
Área muscular del músculo del muslo (cm^2)	96.2 ± 24	98 ± 20	0.138	100 ± 14	97 ± 12	*0.205*	***0.895***

-p*: t-student para muestras relacionadas
-p++: t-student para muestras no relacionadas (Comparación intergrupal a 6 meses de seguimiento)

16.4 Cambios en la calidad de vida medida con el KDQOF SF-36.

En el CON + EX los resultados indicaron diferencias significativas sólo en una dimensión, la de **Rol emocional**, de manera que los pacientes negaron tener problema de tipo emocional (como estar triste, deprimido o nervioso) y que esto afectara el desempeño de sus actividades cotidianas, el cuidado con el que las realizan, o que tuvieran que haber hecho menos tareas de las que habitualmente hacen, de manera que podemos considerar que aunque es solo una dimensión, contemplamos que la literatura señala que el realizar ejercicio físico tiene (o puede tener) un impacto positivo en el control emocional de las personas.

Aunque no estadísticamente significativo, la dimensión de Bienestar Social reportó una mejora importante (6.7 puntos de diferencia del valor inicial promedio y del valor final promedio), lo que puede sugerir que, si hay una mejor percepción del Rol Emocional, muy posiblemente esté asociado a una sensación de bienestar emocional como sentirse tranquilo, moralmente más estable y posiblemente con energía.

En el CON se encontraron diferencias significativas en tres dimensiones: **Síntomas, limitaciones de la enfermedad del riñón y función social,** de manera que los pacientes reportaron tener menos dolores musculares, menos calambres, menor picor en la piel, mareo, agotamiento o náuseas, menor falta de aire y/o menor pérdida del apetito. Asimismo, también negaron considerar que la enfermedad interfiriera mucho en su vida, les ocupara mucho de su tiempo y de que la enfermedad los frustrara o los hiciera sentirse una carga para su familia. Estas diferencias fueron realmente importantes ya que, como puede observarse, la percepción de la presencia (o disminución) de síntomas mejoró (8.3 puntos) así como el registro de las limitaciones de la enfermedad del riñón (12 puntos) y la función social (en 19.7 puntos) lo que parece repercutió en la consideración de una mejor función social, considerando que ni su salud física ni los problemas emocionales dificultaban el que puedan tener una vida social más o menos activa visitando familia o amigos o realizando otras actividades de carácter social. Podemos considerar que el que se sientan “razonablemente bien” les da oportunidad de desarrollar actividades sociales y por lo tanto, tener una vida más ordinaria o “normal” que se traduce en una mejor percepción de calidad de vida.

Tabla 15. Cambios en calidad de vida medida con el KDQOL SF-26.

Variables de calidad de vida	CON (n=14)			CON + EJERCICIO (n=10)		
Parte específica	**Pre**	**Post**	***p***	**Pre**	**Post**	***p***
Síntomas	74.1 ± 11.9	82.4 ± 9.8	**0.04**	83.5 ± 6.1	86.1 ± 7.9	**0.25**
Efectos de la enfermedad de riñón	61.7 ± 21.3	73 ± 25	**0.15**	74.1 ± 12.3	74.4 ± 22	**0.94**
Limitaciones de la enfermedad de riñón	47.3 ± 15.6	59.3 ± 18.7	**0.00**	63 ± 14.7	57.8 ± 16.8	**0.28**
Estatus laboral	41.6 ± 41.7	50 ± 42.6	**0.50**	66.6 ± 38.9	62.5 ± 48.2	**0.80**
Función cognitiva	25.5 ± 17.2	26.6 ± 17.9	**0.85**	15.5 ± 11.8	12.2 ± 9.7	**0.35**
Calidad de la interacción social	33.3 ± 15.8	27.7 ± 13.5	**0.31**	14.4 ± 9.7	19 ± 18	**0.47**
Función sexual	83.3 ± 28.8	75 ± 43.3	**0.42**	78.1 ± 31.1	65.6 ± 37.6	**0.22**
Sueño	66.8 ± 21.1	71.6 ± 13.7	**0.42**	78.7 ± 8.8	83.3 ± 13	**0.17**
Apoyo social	62.4 ± 18.9	70.8 ± 16	**0.13**	66.6 ± 14.2	66.6 ± 25.6	**1.00**
Empoderamiento del personal de diálisis	77 ± 11.7	73.9 ± 8.3	**0.38**	73.9 ± 11.2	77 ± 4.8	**0.33**
Satisfacción del paciente	74.2 ± 17.2	68.1 ± 26.3	**0.22**	72.2 ± 16.4	68 ± 22.9	**0.51**
Parte Genérica	**Pre**	**Post**	***p***	**Pre**	**Post**	***p***
Función física	74.1 ± 15.6	75.4 ± 20.6	**0.78**	88.3 ± 8.3	86.2 ± 7.4	**0.21**
Rol físico	56.2 ± 44.1	56.2 ± 44.1	**1.00**	87.5 ± 31	85.4 ± 34.4	**0.79**
Dolor	85.6 ± 16.1	85.2 ± 21.8	**0.94**	74.7 ± 28.3	79.1 ± 30.4	**0.61**
Percepción General de la Salud	40.4 ± 13.8	46.6 ± 13.4	**0.20**	61.2 ± 9.5	58.7 ± 15.9	**0.54**
Bienestar emocional	68.3 ± 18	73 ± 22.1	**0.48**	75.3 ± 16.2	82 ± 13.9	**0.08**
Rol Emocional	66.6 ± 34.8	66.6 ± 34.8	**1.00**	69.4 ± 36.1	97.2 ± 9.6	**0.02**
Función social	75 ± 25.5	94.7 ± 14.5	**0.01**	88.5 ± 13.5	86.4 ± 20.9	**0.74**
Energía/fatiga	61.6 ± 16.2	64.5 ± 18.6	**0.58**	70.8 ± 14.5	70.4 ± 18.1	**0.94**

Data are represented as mean ± standard deviation. ONS, oral nutritional supplementation.
-p*: Student´s t-test for intragroup comparison

17 DISCUSIÓN

En este ensayo clínico aleatorizado abierto a dos grupos paralelos se probó la hipótesis sobre como la combinación de ambos tipos de ejercicio (aeróbico y anaeróbico) con complementación oral nutricional durante las sesiones de hemodiálisis, tiene un mayor efecto en la calidad y la cantidad de la masa muscular de pacientes en HD durante un período de 6 meses en comparación con la CON. Esta hipótesis está basada en estudios metabólicos realizados en pacientes en HD y sujetos sanos en donde se demuestra que la combinación de la complementación oral nutricional con ejercicio de resistencia intradiálisis tienen mayores efectos en el anabolismo muscular[105].

Dentro de los resultados de mayor interés, en este estudio encontramos que el ejercicio no mejora de manera significativa la cantidad de la masa muscular medidas con tomografía computarizada o antropometría en comparación con el grupo que solo recibió el complemento nutricio.

Para la variable calidad muscular medida con TAC, observamos que el grupo que terminó con mejor calidad muscular fue el grupo que realizó ejercicio, sin embargo, no encontramos un efecto significativo del ejercicio en comparación con el grupo que sólo recibió la nutrición.

A pesar de lo anterior, al finalizar la intervención, pudimos observar un efecto añadido y estadísticamente significativo del ejercicio a los 3 meses en las variables de funcionalidad física time up and go test, 5s-sit to stand test, en el puntaje total del SPPB y solamente a los 6 meses de seguimiento en el six minute walk test.

El ejercicio y la CON son dos estrategias que se han utilizado para tratar al desgaste proteico energético en pacientes en HD[29].

Se ha demostrado que la complementación oral nutricional tiene un efecto anabólico durante las sesiones de hemodiálisis, sin embargo, este efecto desaparece después de la sesión de HD cuando los pacientes ya no están recibiendo el complemento nutricional[42].

A pesar de lo anterior, en este estudio encontramos que la CON mejora la FF medida con la velocidad de la marcha y con la fuerza muscular medida con dinamometría de mano.

Con respecto a estos resultados nuestro grupo ha demostrado en dos estudios anteriores que los pacientes que reciben el complemento nutricional sin ejercicio por 3 meses durante las sesiones de hemodiálisis tiene un impacto positivo y significativo en la fuerza muscular medida con dinamometría de mano y en pruebas de FF como el time up and go test y six minute walk test, aunque cabe resaltar que los mayores tamaños del efecto medidos con d de Cohen se observaron cuando el complemento nutricional se combina con el ejercicio ya sea de tipo aeróbico o anaeróbico[84,106].

Otro de los estudios que reportaron resultados significativos en la funcionalidad física medida con el gait speed en el grupo que solo recibió el complemento nutricio fue el estudio IHOPE realizado por Ken Wilund y cols, en donde se observó un incremento significativo de un 12% y 13% a los 3 y 6 meses de seguimiento respectivamente[107].

En relación con la ganancia de peso y estado nutricional, en este estudio nosotros observamos que la complementación oral nutricional intradiálisis incrementa de manera significativa el peso corporal a los 3 y 6 meses de seguimiento y disminuye, aunque no significativamente el puntaje total de MIS a los 6 meses de intervención. Estos hallazgos han sido reportados es estudios similares, recientemente Ramos-Acevedo et al, reportaron que después de 3 meses de intervención con la CON intradiálisis mejoraba de manera significativa el peso seco, el puntaje total del MIS, y la funcionalidad física medida con la prueba gait speed[108].

En este estudio no se observó una ganancia de masa muscular medida con TAC o con indicadores antropométricos en el grupo que recibió la CON, lo cual ha sido evidenciado en otros estudios; van Vliet et al reportaron que la ingestión de una comida rica en kilocalorías y proteínas en un día diferente a la sesión de HD no estimulaba la síntesis de proteínas musculares. Con estos resultados podríamos pensar que esta intervención podría ser insuficiente para lograr una ganancia de masa muscular significativa[109].

Otra de las estrategias que han demostrado tener un impacto positivo en variables como rendimiento físico y muscular es el ejercicio. Los efectos del ejercicio en pacientes en HD han demostrado mejorar variables como fuerza muscular, presión arterial, calidad de vida[49],[55] y diferentes pruebas de FF como velocidad de la marcha, sit to stand test y el time up ang go test[110,55,56,111.]

Sin embargo, de acuerdo con lo reportado por Johansen y colaboradores, la realización del ejercicio sin un adecuado soporte nutricio podría no mejorar el anabolismo muscular[54] y además es bien conocido que la ingestión de proteína después de una sesión de ejercicio incrementa la síntesis de proteínas e inhibe la proteólisis muscular en sujetos sanos[112].

En un estudio metabólico realizado por Majchzak y cols. se observó que el ejercicio de resistencia en combinación con un soporte nutricio especializado para pacientes con enfermedad renal crónica el cual consistió de 994kcal, 33.4g de proteína, 105.6g de hidratos de carbonos y 45.4g de lípidos, ayudaba a mantener un balance positivo de proteína en la fase post-hemodiálisis en comparación con el grupo que no realizó ejercicio y solo tuvo el complemento nutricio[82].

A pesar de esto la combinación del ejercicio con la CON ha sido poco estudiada en pacientes en HD.

En línea con los resultados encontrados en el grupo de CON + ejercicio sobre la funcionalidad física, en el estudio ACTINUT se encontró que la combinación del ejercicio con la CON mejoraba la funcionalidad física mientras que recibir la CON sin ejercicio resultó en un empeoramiento de la FF[85].

En el estudio IHOPE, Ken Wilund et al no encontraron un efecto añadido del ejercicio al desenlace principal shuttle walk test después de 12 meses de intervención, pero encontraron mejoras en otras variables de funcionalidad física como sit-to-stand test, time up-and-go test, gait speed y en la fuerza muscular de las piernas[107].

El grupo de investigadores de la Universidad de Vandervilt, evidenciaron en un ensayo clínico aleatorizado que el ejercicio en conjunto con la CON no demostró tener un efecto significativo a los 3 o 6 meses de seguimiento en variables de composición corporal o de fuerza muscular[83].

En ninguno de los ensayos clínicos que ha evaluado esta estrategia combinada se ha evidenciado incrementos significativos en el tamaño de la masa muscular[85,83,107].

Molsted et al, después de 16 semanas de ejercicio de alta intensidad y CON, no encontraron alguna asociación de esta estrategia a incrementos significativos en el tamaño de las fibras musculares[79].

Con respecto a lo anterior, uno de los organismos más importantes sobre el tema de ejercicio es el American College of Sports Medicine el cual recomienda para hipertrofia muscular en adultos sanos el control de diferentes variables como activación muscular, tipo de ejercicio de fuerza, orden de ejercicio, carga de entrenamiento, volumen y descanso[113].

Este organismo recomienda la prescripción de ejercicio de fuerza progresivos en personas que apenas inician con un programa de ejercicio en donde se recomienda la realización de este 2 a 3 veces por semana utilizando ejercicios excéntricos y concéntricos, ejercicios monoarticulares y multiarticulares trabajando primero ejercicios de mayor intensidad con cargas del 60% al 70% de una repetición máxima y realizando 1 a 3 sets de 8 a 12 repeticiones con descansos de 1 a 2 minutos[113].

A pesar de lo anterior, en la literatura se han reportado una amplia variedad de rangos específicos para la ganancia de masa muscular y no existe un consenso que recomiende el mejor entrenamiento para hipertrofia[114].

Actualmente ya se recomiendan rangos más amplios y opciones de entrenamiento, en donde intensidades bajas de ejercicio (30-60% de 1-RM) han evidenciado tener el mismo efecto que entrenamientos realizados a más del 60% de 1RM[114].

Nuestra población de pacientes entrenó con un programa de ejercicio tomando en consideración las variables anteriores, sin embargo, algunas de las diferentes razones por las cuales podríamos explicar el poco impacto de esta estrategia en la masa muscular, es que esta población de pacientes tiene varios sistemas catabólicos prendidos, y tendríamos que empezar a pensar en estrategias más agresivas y conjuntas para mantenerlos controlados (apagados)[22].

En los pocos estudios en donde se pudo observar una ganancia de masa magra medida con DEXA, es el estudio de Johansen et al, sin embargo, los únicos grupos que tuvieron una ganancia significativa de masa magra fueron los grupos que recibieron el esteroide anabólico independientemente a la realización del ejercicio[54].

Con todo lo anterior se empiezan a estudiar estrategias novedosas para detener la pérdida de masa muscular como la testosterona, vitamina D, hormona de crecimiento e inhidibores de la miostaina[115].

En modelos experimentales, Zhang y cols demostraron que después de 4 semanas con la inhibición farmacológica de la proteína miostatina, se revertía la pérdida de peso corporal y masa muscular en ratas con ERC[116].

A pesar del nulo impacto del ejercicio en la cantidad de la masa muscular, pudimos observar que el grupo que terminó con mejor calidad muscular fue el grupo que realizó ejercicio, estos hallazgos van en línea con los resultados reportados por Cheema B et al en donde después de 12 semanas de ejercicio de alta intensidad el grupo que termina con mejor calidad muscular es el grupo que realiza ejercicio y este cambio se acompañó de una mejor FF[56]. En poblaciones diferentes a la nuestra, también se han documentado hallazgos similares, en adultos mayores se ha reportado que la calidad muscular medida con TAC mejora después de 24 semanas de entrenamiento y esta mejora se acompañó de una mejora en la fuerza muscular pero también se observó que empeora cuando los sujetos de estudio dejaban de entrenar[117].

Algunas de las limitaciones de este estudio fueron las grandes pérdidas que se tuvieron a lo largo del seguimiento, sin embargo, en intervenciones anteriores nuestro grupo ha reportado perdidas similares.

Otra de las limitaciones en este estudio fue la buena funcionalidad física que nuestros pacientes tenían de manera basal, posiblemente por la población joven de este estudio.

Algunas de las razones que limitan la validez externa del estudio es que la gran mayoría de nuestros pacientes recibía dosis subóptimas de diálisis y nuestra población es más joven en comparación a los grupos que se estudian a nivel mundial.

CONCLUSIONES

El ejercicio en combinación con la CON intradialítica no mejora la cantidad y calidad de la masa muscular en comparación con la complementación oral nutricional sin ejercicio, sin embargo, modestas mejorías se pudieron observar en más variables de funcionalidad física en el grupo que realiza ejercicio. Es posible que el ejercicio sea insuficiente para bloquear los múltiples mecanismos catabólicos que llevan a los pacientes a tener disminuciones progresivas de la masa muscular.

Futuros ensayos clínicos deben de ser diseñados para estudiar estrategias novedosas como las farmacológicas que ayuden no solo a la mejorar de la calidad de la masa muscular, sino también en la ganancia de esta.

18 BIBLIOGRAFÍA

1. Kidney Disease: Improving Global Outcomes (KDIGO) CKD Work Group. KDIGO Clinical Practice Guideline for the Evaluation and Management of Chronic Kidney Disease. *Kidney Int. Suppl.* **3**, 1–150 (2013).
2. Nacionales, R. Encuesta Nacional de Salud y Nutrición.
3. Malaquías, L. C. *Enfermedad Renal Crónica y su atención mediante tratameinto sustitutivo en México.* (2009).
4. Obrador, G. T. *et al.* Prevalence of chronic kidney disease in the Kidney Early Evaluation Program (KEEP) México and comparison with KEEP US. *Kidney Int. Suppl.* **77**, S2-8 (2010).
5. Jha, V. *et al.* Chronic kidney disease : global dimension and perspectives. *Lancet* **382**, 260–272 (2013).
6. Garc, G. *et al.* Identifying Undetected Cases of Chronic Kidney Disease in Mexico . Targeting High-risk Populations. *Arch. Med. Res.* **44**, 623–627 (2013).
7. AM, C., L, C.-S., HR, M.-R. & Rojas-Campos E, et al. Prevalence of Chronic Kidney Disease in an Adult Population. *Arch. Med. Res.* 1–7 (2014) doi:10.1016/j.arcmed.2014.06.007.
8. Mitch, William E, G. L. A. Mechanisms of Muscle Wasting The role of the Ubiquitin Proteasome System. **335**, 1897–1905 (1996).
9. Serratrice, G., Toga, M., Roux, H., Murisasco, A. & de Bisschop, G. [Neuropathies, myopathies and neuromyopathies in chronic uremic patients]. *Presse Med.* **75**, 1835–8 (1967).
10. Avesani, C. M. *et al.* Inflammation and wasting in chronic kidney disease : Partners in crime. (2006) doi:10.1038/sj.ki.5001969.
11. Mitch, W. E. Proteolytic Mechanisms, Not Malnutrition, Cause Loss of Muscle Mass in Kidney Failure. *J. Ren. Nutr.* **16**, 208–211 (2006).
12. Mitch, W. E. & Du, J. Cellular Mechanisms Causing Loss of Muscle Mass in

Kidney Disease. *Semin. Nephrol.* **24**, 484–487 (2004).

13. Lecker, S. H. & Mitch, W. E. Proteolysis by the Ubiquitin-Proteasome System and Kidney Disease. *J. Am. Soc. Nephrol.* **22**, 821–824 (2011).
14. Lecker, S. H. *et al.* Multiple types of skeletal muscle atrophy involve a common program of changes in gene expression. *FASEB J.* **18**, 39–51 (2004).
15. Lee, S. W. *et al.* Regulation of muscle protein degradation: coordinated control of apoptotic and ubiquitin-proteasome systems by phosphatidylinositol 3 kinase. *J. Am. Soc. Nephrol.* **15**, 1537–45 (2004).
16. Lecker, S. H., Goldberg, A. L. & Mitch, W. E. Protein Degradation by the Ubiquitin–Proteasome Pathway in Normal and Disease States. *J. Am. Soc. Nephrol.* **17**, 1807–1819 (2006).
17. Bodine, S. C. *et al.* Identification of Ubiquitin Ligases Required for Skeletal Muscle Atrophy. *Science (80-.).* **294**, 1704–1708 (2001).
18. Cai, D. *et al.* IKKbeta/NF-kappaB activation causes severe muscle wasting in mice. *Cell* **119**, 285–98 (2004).
19. Du, J. *et al.* Activation of caspase-3 is an initial step triggering accelerated muscle proteolysis in catabolic conditions. **113**, 115–123 (2004).
20. Workeneh, B. T. *et al.* Development of a Diagnostic Method for Detecting Increased Muscle Protein Degradation in Patients with Catabolic Conditions. *J Am Soc Nephrol* **17**, 3233–3239 (2006).
21. Anand, N., S C, C. & Alam, M. N. The malnutrition inflammation complex syndrome-the micsing factor in the perio-chronic kidney disease interlink. *J. Clin. Diagn. Res.* **7**, 763–7 (2013).
22. Fahal, I. H. Full Reviews Uraemic sarcopenia : aetiology and implications. 1655–1665 (2014) doi:10.1093/ndt/gft070.
23. Fouque, D. *et al.* A proposed nomenclature and diagnostic criteria for protein-energy wasting in acute and chronic kidney disease. *Kidney Int.* **73**, 391–8 (2008).
24. Bonanni, A. *et al.* Protein-energy wasting and mortality in chronic kidney disease. *Int. J. Environ. Res. Public Health* **8**, 1631–54 (2011).
25. Riella, M. C. Nutritional evaluation of patients receiving dialysis for the management of protein-energy wasting: what is old and what is new? *J. Ren. Nutr.* **23**, 195–8 (2013).
26. Gabay, C. and K. I. Acute-Phase Proteins and Other Systematic Responses To Inflammation. *N. Engl. J. Med.* **340**, 448–454 (1999).
27. Suffredini, A. F., Fantuzzi, G., Badolato, R., Oppenheim, J. J. & O'Grady, N. P. New insights into the biology of the acute phase response. *J. Clin. Immunol.* **19**, 203–14 (1999).
28. Kalantar-Zadeh, K., Kopple, J. D., Humphreys, M. H. & Block, G. Comparing outcome predictability of markers of malnutrition-inflammation complex

syndrome in haemodialysis patients. *Nephrol. Dial. Transplant* **19**, 1507–19 (2004).

29. Ikizler, T. A. *et al.* Prevention and treatment of protein energy wasting in chronic kidney disease patients: a consensus statement by the International Society of Renal Nutrition and Metabolism. *Kidney Int.* **84**, 1096–107 (2013).

30. Lochs, H. *et al.* Introductory to the ESPEN Guidelines on Enteral Nutrition: Terminology, definitions and general topics. *Clin. Nutr.* **25**, 180–6 (2006).

31. Mueller, C., Compher, C. & Ellen, D. M. A.S.P.E.N. clinical guidelines: Nutrition screening, assessment, and intervention in adults. *JPEN. J. Parenter. Enteral Nutr.* **35**, 16–24 (2011).

32. Brown, R. O. & Compher, C. A.S.P.E.N. Clinical Guidelines: Nutrition Support in Adult Acute and Chronic Renal Failure. *JPEN. J. Parenter. Enteral Nutr.* **34**, 366–77 (2010).

33. Kalantar-Zadeh, K. *et al.* Diets and enteral supplements for improving outcomes in chronic kidney disease. *Nat. Rev. Nephrol.* **7**, 369–84 (2011).

34. Morais, A. a C. *et al.* Correlation of nutritional status and food intake in hemodialysis patients. *Clinics (Sao Paulo).* **60**, 185–92 (2005).

35. Rocco, M. V. *et al.* Nutritional status in the HEMO study cohort at baseline. *Am. J. Kidney Dis.* **39**, 245–256 (2002).

36. Bossola, M. *et al.* Variables associated with reduced dietary intake in hemodialysis patients. *J. Ren. Nutr.* **15**, 244–52 (2005).

37. Kalantar-Zadeh, K., Abbott, K. C., Salahudeen, A. K., Kilpatrick, R. D. & Horwich, T. B. Survival advantages of obesity in dialysis patients. *Am. J. Clin. Nutr.* **81**, 543–54 (2005).

38. Kopple, J. D. National Kidney Foundation K/DOQI Clinical Practice Guidelines for Nutrition in Chronic Renal Failure. *Am. J. Kidney Dis.* **37**, S66–S70 (2001).

39. Kaysen, G. a *et al.* Inflammation and dietary protein intake exert competing effects on serum albumin and creatinine in hemodialysis patients. *Kidney Int.* **60**, 333–40 (2001).

40. Caglar, K. *et al.* Therapeutic effects of oral nutritional supplementation during hemodialysis. *Kidney Int.* **62**, 1054–9 (2002).

41. Hecking, E. *et al.* Treatment with essential amino acids in patients on chronic hemodialysis: a double blind cross-over study. *Am. J. Clin. Nutr.* **31**, 1821–6 (1978).

42. Pupim, L. B., Majchrzak, K. M., Flakoll, P. J. & Ikizler, T. A. Intradialytic oral nutrition improves protein homeostasis in chronic hemodialysis patients with deranged nutritional status. *J. Am. Soc. Nephrol.* **17**, 3149–57 (2006).

43. Mary B. Sundell, Kerri L. Cavanaugh, Pingsheng Wu, Ayumi Shintani, R. M. & Hakim, and T. A. I. Oral Protein Supplementation Alone Improves Anabolism in a Dose-Dependent Manner in Chronic Hemodialysis Patients.

J. Ren. Nutr. **19**, 412–421 (2010).

44. Lacson, E., Wang, W., Zebrowski, B., Wingard, R. & Hakim, R. M. Outcomes associated with intradialytic oral nutritional supplements in patients undergoing maintenance hemodialysis: a quality improvement report. *Am. J. Kidney Dis.* **60**, 591–600 (2012).
45. Weiner, D. E. *et al.* Oral Intradialytic Nutritional Supplement Use and Mortality in Hemodialysis Patients. *Am. J. kidney Dis.* **63**, 276–85 (2014).
46. Calegari, A., Guardao, E., Veríssimo, F. & Saldanha, F. Malnourished patients on hemodialysis improve after receiving a nutritional intervention. *J. Bras. Nefrol.* **33**, 394–401 (2011).
47. Fouque, D. *et al.* EBPG guideline on nutrition. *Nephrol. Dial. Transplant* **22 Suppl 2**, ii45-87 (2007).
48. Cano, J. M. *et al.* Intradialytic Parenteral Nutrition Does Not Improve Survival in Malnourished Hemodialysis Patients : A 2- Year Multicenter , Prospective , Randomized Study. *J Am Soc Nephrol* **18**, 2583–2591 (2007).
49. Segura-Ortí, E. Ejercicio en pacientes en hemodiálisis: revisión sistemática de la literatura. *Rev. Nefrol.* **30**, 236–46 (2010).
50. Heiwe, S. & Jacobson, S. H. Exercise training for adults with chronic kidney disease. *Cochrane database Syst. Rev.* CD003236 (2011) doi:10.1002/14651858.CD003236.pub2.
51. Johansen, K. L. Exercise in the End-Stage Renal Disease Population. *J. Am. Soc. Nephrol.* **18**, 1845–1854 (2007).
52. Johansen, K. L. *et al.* Low level of self-reported physical activity in ambulatory patients new to dialysis. *Kidney Int.* **78**, 1164–70 (2010).
53. Balakrishnan, V. S. *et al.* Resistance training increases muscle mitochondrial biogenesis in patients with chronic kidney disease. *Clin. J. Am. Soc. Nephrol.* **5**, 996–1002 (2010).
54. Johansen, K. L. *et al.* Effects of Resistance Exercise Training and Nandrolone Decanoate on Body Composition and Muscle Function among Patients Who Receive Hemodialysis : A Randomized ,. *J. Am. Soc. Nephrol.* **17**, 2307–2314 (2006).
55. Smart, N. The Effect of Exercise Therapy on Physical Function, Biochemistry and Dialysis Adequacy in Haemodialysis Patients: A Systematic Review and Meta-Analysis. *Open J. Nephrol.* **03**, 25–36 (2013).
56. Cheema, B. *et al.* Progressive exercise for anabolism in kidney disease (PEAK): a randomized, controlled trial of resistance training during hemodialysis. *J. Am. Soc. Nephrol.* **18**, 1594–601 (2007).
57. Kirkman, D. L. *et al.* Anabolic exercise in haemodialysis patients: a randomised controlled pilot study. *J. Cachexia. Sarcopenia Muscle* **5**, 199–207 (2014).
58. Chen, J. L. T. *et al.* Effect of intra-dialytic, low-intensity strength training on

functional capacity in adult haemodialysis patients: a randomized pilot trial. *Nephrol. Dial. Transplant* **25**, 1936–43 (2010).

59. Moraes, C. *et al.* Resistance exercise: a strategy to attenuate inflammation and protein-energy wasting in hemodialysis patients? *Int. Urol. Nephrol.* **46**, 1655–62 (2014).

60. Kopple, J. D. *et al.* Effect of exercise on mRNA levels for growth factors in skeletal muscle of hemodialysis patients. *J. Ren. Nutr.* **16**, 312–24 (2006).

61. Sakkas, G. K. Changes in muscle morphology in dialysis patients after 6 months of aerobic exercise training. *Nephrol. Dial. Transplant.* **18**, 1854–1861 (2003).

62. Parsons, T. L., Toffelmire, E. B. & King-VanVlack, C. E. Exercise training during hemodialysis improves dialysis efficacy and physical performance. *Arch. Phys. Med. Rehabil.* **87**, 680–7 (2006).

63. Mohseni, R., Zeydi, A. E., Ilali, E., Adib-hajbaghery, M. & Makhlough, A. Th e E ff ect of Intradialytic Aerobic Exercise on Dialysis E ffi cacy in Hemodialysis Patients: A Randomized Controlled Trial. **28**, 345–349 (2013).

64. Koh, K. P., Fassett, R. G., Sharman, J. E., Coombes, J. S. & Williams, A. D. Effect of intradialytic versus home-based aerobic exercise training on physical function and vascular parameters in hemodialysis patients: a randomized pilot study. *Am. J. Kidney Dis.* **55**, 88–99 (2010).

65. Afshar, R., Emany, A., Saremi, A. & Shavandi, N. Effects of Intradialytic Aerobic Training on Sleep Quality in Hemodialysis Patients. **5**, 119–123 (2011).

66. Emerah, A., Sayed, E., Shehata, O. & Abou El-Saoud, A. Evaluation of exercise training on work capacity, functional mobility, and quality of life in hemodialysis patients. *Egypt. Rheumatol. Rehabil.* **41**, 103 (2014).

67. Miller, B. W., Cress, C. L., Johnson, M. E., Nichols, D. H. & Schnitzler, M. a. Exercise during hemodialysis decreases the use of antihypertensive medications. *Am. J. Kidney Dis.* **39**, 828–33 (2002).

68. Sawant, A., House, A. a & Overend, T. J. Anabolic Effect of Exercise Training in People with End-Stage Renal Disease on Hemodialysis: A Systematic Review with Meta-analysis. *Physiother. Can.* **66**, 44–53 (2014).

69. Konstantinidou, E., Koukouvou, G., Kouidi, E., Deligiannis, A. & Tourkantonis, A. Exercise training in patients with end-stage renal disease on hemodialysis: Comparison of three rehabilitation programs. *J. Rehabil. Med.* **34**, 40–45 (2002).

70. Kopple, J. D. *et al.* Exercise in maintenance hemodialysis patients induces transcriptional changes in genes favoring anabolic muscle. *J. Am. Soc. Nephrol.* **18**, 2975–86 (2007).

71. Cappy, C. S., Jablonka, J. & Schroeder, E. T. The effects of exercise during hemodialysis on physical performance and nutrition assessment. *J. Ren. Nutr.* **9**, 63–70 (1999).

72. Orcy, R. B., Dias, P. S., Seus, T. L., Barcellos, F. C. & Bohlke, M. Combined Resistance and Aerobic Exercise is Better than Resistance Training Alone to Improve Functional Performance of Haemodialysis Patients - Results of a Randomized Controlled Trial. *Physiother. Res. Int.* **17**, 235–243 (2012).

73. Harber, M. & Trappe, S. Single muscle fiber contractile properties of young competitive distance runners. *J. Appl. Physiol.* **105**, 629–36 (2008).

74. Sargeant, A. J. Structural and functional determinants of human muscle power. *Exp. Physiol.* **92**, 323–31 (2007).

75. Pette, B. Y. D. Metabolic heterogeneity of muscle fibres. *J. Exp. Biol.* **189**, 179–189 (1985).

76. Fitts, R. H. The cross-bridge cycle and skeletal muscle fatigue. *J. Appl. Physiol.* **104**, 551–8 (2008).

77. Kouidi, E. *et al.* The effects of exercise training on muscle atrophy in haemodialysis patients. *Nephrol. Dial. Transplant.* **13**, 685–699 (1998).

78. Molsted, S., Andersen, J. L., Eidemak, I., Harrison, A. P. & Jørgensen, N. Resistance training and testosterone levels in male patients with chronic kidney disease undergoing dialysis. *Biomed Res. Int.* **2014**, 121273 (2014).

79. Molsted, S., Harrison, A. P., Eidemak, I. & Andersen, J. L. The effects of high-load strength training with protein- or nonprotein-containing nutritional supplementation in patients undergoing dialysis. *J. Ren. Nutr.* **23**, 132–40 (2013).

80. Lewis, M. I. *et al.* Effect of endurance and/or strength training on muscle fiber size, oxidative capacity, and capillarity in hemodialysis patients. *J. Appl. Physiol.* **119**, 865–871 (2015).

81. Molsted, S., Eiken, P., Andersen, J. L., Eidemak, I. & Harrison, A. P. Interleukin-6 and vitamin D status during high-intensity resistance training in patients with chronic kidney disease. *Biomed Res. Int.* **2014**, 176190 (2014).

82. Majchrzak, K. M., Pupim, L. B., Flakoll, P. J. & Ikizler, T. A. Resistance exercise augments the acute anabolic effects of intradialytic oral nutritional supplementation. *Nephrol. Dial. Transplant* **23**, 1362–9 (2008).

83. Jie Dong, Mary B. Sundell, Lara B. Pupim, P. W. & Ayumi Shintani, and T. A. I. The Effect of Resistance Exercise to Augment Long-Term Benefits of Intradialytic Oral Nutritional Supplementation in Chronic Hemodialysis Patients. *J. Ren. Nutr.* **21**, 149–159 (2011).

84. Martin-Alemañy, G. *et al.* The effects of resistance exercise and oral nutritional supplementation during hemodialysis on indicators of nutritional status and quality of life. *Nephrol. Dial. Transplant.* **31**, 1712–1720 (2016).

85. Hristea, D. *et al.* Combining intra-dialytic exercise and nutritional supplementation in malnourished older hemodialysis patients: Towards better quality of life and autonomy. Results from the pilot randomized ACTINUT trial. *Nephrology (Carlton).* (2016) doi:10.1111/nep.12752.

86. Carrero, J. J. *et al.* Screening for muscle wasting and dysfunction in patients

with chronic kidney disease. *Kidney Int.* **90**, 53–66 (2016).

87. Isoyama, N. *et al.* Comparative Associations of Muscle Mass and Muscle Strength with Mortality in Dialysis Patients. *Clin J Am Soc Nephrol* **9**, 1720–1729 (2014).

88. Marcus, R. L. *et al.* Low Physical Function in Maintenance Hemodialysis Patients Is Independent of Muscle Mass and Comorbidity. *J. Ren. Nutr.* **25**, 371–5 (2015).

89. Durnin, B. Y. J. V. G. A. & Womersley, J. Body fat assessed from total body density and its estimation from skinfold thickness : measurements on 481 men and women aged from 16 to 72 years. *Br. J. Nutr.* **32**, 77–97 (1974).

90. Frisancho, a R. New standards of weight and body composition by frame size and height for assessment of nutritional status of adults and the elderly. *Am. J. Clin. Nutr.* **40**, 808–819 (1984).

91. Frisancho, a R. New norms of upper limb fat and muscle areas for assessment of nutritional status. *Am. J. Clin. Nutr.* **34**, 2540–5 (1981).

92. Espinosa-Cuevas, M. D. L. Á. *et al.* Vectores de impedancia bioeléctrica para la composición corporal en población mexicana. *Rev. Investig. Clínica* **59**, 15–24 (2007).

93. Piccoli, A. & Rosell, L. D. N. J. Análisis convencional y vectorial de bioimpedancia en la práctica clínica. *Nefrología.* **XXII**, 228–238 (2002).

94. Crapo, R. O. *et al.* ATS statement: Guidelines for the six-minute walk test. *Am. J. Respir. Crit. Care Med.* **166**, 111–117 (2002).

95. López-Alvarenga, J. C., Reyes-Díaz, S., Castillo-Martínez, L., Dávalos-Ibáñez, A. & González-Barranco, J. Reproducibility and sensitivity of a questionnaire on physical activity in a Mexican population. *Salud Publica Mex.* **43**, 306–12 (2001).

96. Definición operacional de EDAD.

97. Real Academia Española & (RAE). Definición de sexo.

98. Real Academia Española de la Lengua. Definición de Escolaridad.

99. Painter, P. Exercise: A Guide for the People on Dialysis.

100. Suverza, A. & Haua, K. El ABCD de la Evaluación del estado de nutrición. 75–171 (2010).

101. ISAK .

102. Ingestión de proteína y de energía.

103. Carrero, J. J. *et al.* Etiology of the protein-energy wasting syndrome in chronic kidney disease: a consensus statement from the International Society of Renal Nutrition and Metabolism (ISRNM). *J. Ren. Nutr.* **23**, 77–90 (2013).

104. Johansen, K. L. & Painter, P. Exercise in individuals with CKD. *Am. J. Kidney Dis.* **59**, 126–34 (2012).

105. Majchrzak, K. M., Pupim, L. B., Flakoll, P. J. & Ikizler, T. A. Resistance exercise augments the acute anabolic effects of intradialytic oral nutritional supplementation. *Nephrol. Dial. Transplant* **23**, 1362–9 (2008).

106. Martin-Alemañy, G. *et al.* Effect of Oral Nutritional Supplementation With and Without Exercise on Nutritional Status and Physical Function of Adult Hemodialysis Patients: A Parallel Controlled Clinical Trial (AVANTE-HEMO Study). *J. Ren. Nutr.* **30**, (2020).

107. Jeong, J. H. *et al.* Results from the randomized controlled IHOPE trial suggest no effects of oral protein supplementation and exercise training on physical function in hemodialysis patients. *Kidney Int.* **96**, 777–786 (2019).

108. Ramos-Acevedo, S. *et al.* Frequency of Intradialytic Hypotension Events Do Not Increase with Oral Nutritional Supplementation during Hemodialysis Treatment: A Randomized Controlled Trial. *J. Ren. Nutr.* **31**, 669–678 (2021).

109. van Vliet, S. *et al.* Dysregulated Handling of Dietary Protein and Muscle Protein Synthesis After Mixed-Meal Ingestion in Maintenance Hemodialysis Patients. *Kidney Int. Reports* **3**, 1403–1415 (2018).

110. Manfredini, F. *et al.* Exercise in Patients on Dialysis : A Multicenter , Randomized Clinical Trial. *J Am Soc Nephrol* **28**, 1259–1268 (2017).

111. Bohm, C. *et al.* Effects of intradialytic cycling compared with pedometry on physical function in chronic outpatient hemodialysis: a prospective randomized trial. *Nephrol. Dial. Transplant.* **29**, 1947–55 (2014).

112. Cermak, N. M., Res, P. T., de Groot, L. C., Saris, W. H. & van Loon, L. J. Protein supplementation augments the adaptive response of skeletal muscle to resistance-type exercise training: a meta-analysis. *Am. J. Clin. Nutr.* **96**, 1454–1464 (2012).

113. Adams, K. *et al.* Progression Models in Resistance Training for Healthy Adults.

114. Krzysztofik, M., Wilk, M., Wojdała, G. & Gołaś, A. Maximizing muscle hypertrophy: A systematic review of advanced resistance training techniques and methods. *Int. J. Environ. Res. Public Health* **16**, (2019).

115. Stenvinkel, P., Carrero, J. J., Walden, F. Von, Ikizler, T. A. & Nader, G. A. Muscle wasting in end-stage renal disease promulgates premature death : established , emerging and potential novel treatment strategies. *Nephrol. Dial. Transplant.* 1–8 (2015) doi:10.1093/ndt/gfv122.

116. Zhang, L. *et al.* Pharmacological inhibition of myostatin suppresses systemic inflammation and muscle atrophy in mice with chronic kidney disease. *FASEB J.* **25**, 1653–63 (2011).

117. Dennis R. Taaffe, Tim R. Henwood, Michael A. Nalls, Duncan G. Walker, Thomas F. Lang, and T. B. H. Alterations in muscle attenuation following detraining and retrainingin resistance trained older adults. *Gerontology* **55**, 217–223 (2009).

18 ANEXOS

ANEXO 1. REPRESENTACIÓN ESQUEMÁTICA DEL DISEÑO DE ESTUDIO CON EJERCICIO DE RESISTENCIA

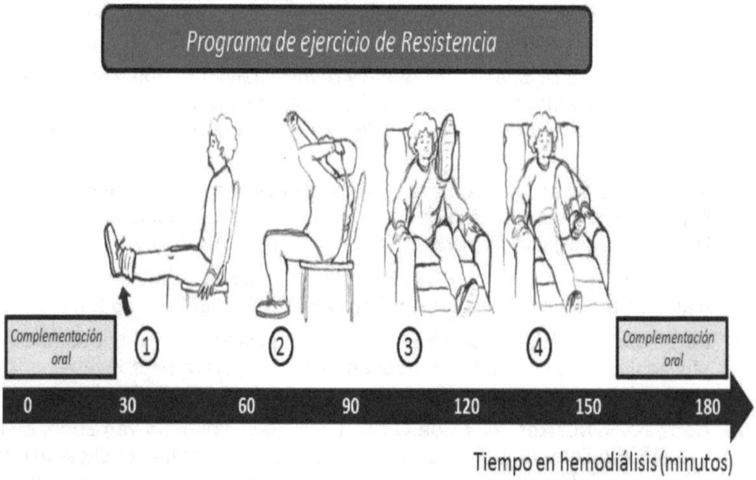

ANEXO 2. ESCALA DE BORG

ESCALA DE ESFUERZO DE TRABAJO PERCIBIDO.

6	DESCANSO	
7	ESFUERZO MUY MUY LIGERO	
8 9	ESFUERZO MUY LIGERO	CALENTAMIENTO Y ENFRIAMIENTO
10 11	ESFUERZO BASTANTE LIGERO	
12 13	ESFUERZO MAS O MENOS FUERTE	ACONDICIONAMIENTO FÍSICO
14 15 16	ESFUERZO FUERTE	
17 18	ESFUERZO MUY FUERTE	DISMINUCIÓN DEL RITMO
19 20	ESFUERZO MUY MUY FUERTE	

Utiliza esta escala para medir que tan fuerte es el ejercicio para ti. El número 6 representa el esfuerzo que realizas sentado(a) en una silla o haciendo nada. A medida que te ejercites más rápido o más fuerte, el esfuerzo lo sentirás cada vez más fuerte. Checa tu nivel de esfuerzo varias veces durante cada sesión de entrenamiento. Los mismos ejercicios los sentirás diferentes en diferentes días. A medida que tú escuches a tu cuerpo, aprenderás a no realizar más ejercicio de lo debido.

ANEXO 3. HOJA DE ADHERENCIA A LA INTERVENCIÓN

Sesión (Fecha)	*Complementación*		*Ejercicio*		
	SÍ	No ¿Por qué?	Sí (Escala de Borg)	No Razón	TA/FC Durante el ejercicio
1	¼ ½ 100%				
2	¼ ½ 100%				
3	¼ ½ 100%				
4	¼ ½ 100%				
5	¼ ½ 100%				
6	¼ ½ 100%				
7	¼ ½ 100%				
8	¼ ½ 100%				
9	¼ ½ 100%				
10	¼ ½ 100%				
11	¼ ½ 100%				
12	¼ ½ 10(				
13	¼ ½ 10(				
14	¼ ½ 100%				
15	¼ ½ 100%				
16	¼ ½ 100%				
17	¼ ½ 100%				
18	¼ ½ 100%				
19	¼ ½ 100%				
20	¼ ½ 100%				
21	¼ ½ 100%				
22	¼ ½ 100%				
23	¼ ½ 100%				
24	¼ ½ 100%				

ANEXO 4. HOJA DE RECOLECCIÓN DE DATOS

Nombre: ____ **Registro:** __________ __________

Fecha Nacimiento: __________ **Sexo:**___ **Mes y año con Dx de ERC:** __________ **DM II:** Sí No **HAS:** Sí No **Etiología de la ERC:** ____________________ **Tel local:** ______________**Tel móvil:** ________________ **Lugar de nacimiento:** ____________. **Lugar de residencia:** _______________ **TS:** Sí No **¿Cuál?** _________.
Mes y año de inicio:__________________. **Frecuencia:** ___________ **Días: L / M/ Mi/ J/ V/ S/ D. Hora. 06 | 10 | 15 | 19 Escolaridad:** Primaria / Secundaria/ Media superior/ Superior/ Posgrado. **Ingreso mensual:** ________________________.

	Fecha	Fecha	Fecha	Fecha		Fecha	Fecha	Fecha	Fecha
Talla:					Hb				
Peso real					Hto				
Peso ideal					Glucosa				
$ ajus/rec					Urea				
Edad					Creatinina				
A/ codo					Función RR				
CB (cm)					Na				
PCB (mm)					K				
PCT (mm)					P				
PCSE (mm)					Ca				
PCSI (mm)					Ácido úrico				
Σpliegues					Triglicéridos				
Resistencia					Leucocitos				
Reactancia					Linfocitos				
Ángulo de F					CTL				
					PCR				
Dina Der					**Dina Izq**				

Desgaste proteico energético	**Fecha**	**Fecha**	**Fecha**	**Fecha**
1. Química san guía: Albúmina < 3.8 mg/ dL				
Colesterol < 100 mg				
2. Masa Corporal: IMC <23 kg / m²				
<10% de masa grasa				
Pérdida de peso >5% en 3 meses ó >10% en 6 meses				
3. Masa muscular: Disminución del AMB >10%				
4. Ingesta Alimentaria: Calorías <25 cal/$ durante mínimo 2 m				
<0.80 g /$ mínimo 2 meses en Diálisis ó < 0.60 g/$ (estadio 2-5)				
> ó = a 3 puntos = DPE Σ				

RCT:____Proteínas:__________________________
H de carbono:
__________________________________Lípidos:_______________________________________

Fecha	Características	Energía	Prot (g/%)	H d C (g/%)	Líp(g/%)	C y T	Leg	Ver	Fru	A.O.A	Lac	Líp	Az

APETITO: Bueno_______ A veces malo_______ Casi siempre malo_______ Siempre es malo_______

Grupo	Equivalentes	Energía	H d C	Proteínas	Lípidos
C y T					
Leg					
Verduras					
Frutas					
A. O. Animal					
Lácteos					
Lípidos					
Total					
% de adecuación					

Índice de desnutrición-inflamación

1. Cambio en el peso seco en los últimos 3 a 6 meses			
Sin cambios en el peso seco ó pérdida < 0.5 kg : **0**	Pérdida de peso menor (>0.5 kg pero < 1 kg) : **1**	Pérdida de peso > 1 kg pero > 5% : **2**	Pérdida de peso > 5% : **3**
2. Ingesta dietética			
Buen apetito sin deterioro de los hábitos en la ingesta : **0**	Ingesta dietética solida sub-optima : **1**	Dieta moderadamente disminuida en la ingesta de alimentos ó líquida : **2**	Dieta líquida hipocalórica ó inanición : **3**
3. Síntomas gastrointestinales			
Sin síntomas con buen apetito : **0**	Síntomas moderados, pobre apetito con nauseas ocasionalmente : **1**	Vomito ocasional ó síntomas gastrointestinales moderados : **2**	Diarrea frecuente ó vómito ó anorexia severa : **3**
4. Capacidad funcional			
Capacidad funcional normal ó mejorada. Sentimiento de bienestar : **0**	Ambulación básica con dificultad ocasional ó frecuente sentimiento de cansancio : **1**	Dificultad para realizar actividades independientes : **2**	Limitación para realizar actividades ligeras, constantemente en cama ó sedentario : **3**
5. Número de años en diálisis y co-morbilidades (Mayores: Falla Cardiaca Congestiva clase III ó IV, Enfermedad Arterial Coronaria Severa, Síndrome de la inmunodeficiencia adquirida, Enfermedad Pulmonar Obstructiva Crónica ó Metástasis maligna.			
< de un año en diálisis y sin co morbilidades : **0**	En diálisis durante 1 a 4 años ó con co	En diálisis > 4 años ó co morbilidades moderadas ó	Dos ó más comorbilidades mayores : **3**

	morbilidades pero no mayores : **1**	una comorbilidad mayor : **2**	
Examen Físico			
6. Disminución en la reserva de masas grasa ó pérdida subcutánea de grasa (debajo de ojos, en tríceps. Bíceps ó mejillas			
Normal ó sin cambio : **0**	Leve : **1**	Moderado : **2**	Severo : **3**
7. Signos de desgaste muscular (Espacio intercostal, clavícula, escápula, cuádriceps, rodilla, interóseo, sienes)			
Normal ó sin cambio : **0**	Leve : **1**	Moderado : **2**	Severo : **3**
8. Índice de masa corporal			
IMC > ó = 20 kg/m² : **0**	IMC 18 – 19.99 kg/m² : **1**	IMC 16 – 17.99 kg /m² : **2**	IMC <16 kg/ m² : **3**
9. Albúmina sérica			
Albumina > ó = 4 g/dL : **0**	Albúmina 3.5 – 3.9 g/dL : **1**	Albúmina 3 – 3.4 g/dL: **2**	Albúmina <3 g/dL: **3**
10. Capacidad total de de fijación de hierro			
>ó = 250 mg/dL : **0**	200 – 249 mg/dL : **1**	150 – 199 mg /dL : **2**	< 150 mg /dL : **3**
Σ= 1° visita	**Σ=** 2° visita	**Σ=** 3° visita	**Σ=** 4° visita

Normal < 3 / Desnutrición Leve 3 – 5 / Moderada 6 – 8 / Desnutrición Severa > 8

ANEXO 5. Registro de alimentos y bebidas de tres días

Nombre:_______________ **ECU:**_______________ **Fecha:**_______________

DÍA 1 (Un día de sesión de hemodiálisis)

HORA	OCASIÓN	ALIMENTO/BEBIDA	Descripción de alimento/bebida			
			INGREDIENTE	**CANTIDAD**	**MARCA/PREPARACIÓN**	**%CONSUMIDO**
	DESAYUNO					
	COLACIÓN					
	COMIDA					
	COLACIÓN					
	CENA					

DÍA 2 (Un día entre semana sin sesión de hemodiálisis)

HORA	OCASIÓN	ALIMENTO/BEBIDA	Descripción de alimento/bebida			
			INGREDIENTE	**CANTIDAD**	**MARCA/PREPARACIÓN**	**%CONSUMIDO**
	DESAYUNO					
	COLACIÓN					
	COMIDA					
	COLACIÓN					
	CENA					

DÍA 3 (Un día de fin de semana sábado/domingo sin sesión se hemodiálisis)

HORA	OCASIÓN	ALIMENTO/BEBIDA	Descripción de alimento/bebida			
			INGREDIENTE	**CANTIDAD**	**MARCA/PREPARACIÓN**	**%CONSUMIDO**
	DESAYUNO					
	COLACIÓN					
	COMIDA					
	COLACIÓN					
	CENA					

ANEXO 6. Registro de mediciones de la medición de funcionalidad física

"Six minute walk"

Los siguientes elementos deben de ser reportados en todas las mediciones del "six minute walk":

Nombre del paciente: ______________________________

Número de registro: ______________________________

Presión arterial: __________

Medicamentos tomados antes y después del test (dosis y hora):

____

Utilización de oxígeno durante la prueba: NO SI, flujo _____ L/min,
Tipo: ____________

PRE-TEST		POST-TEST	
TIEMPO			
FRECUENCIA CARDIACA			
DISNEA			Escala de Borg
FATIGA			Escala de Borg

¿El paciente paró la caminata durante el test? No Si, razón: ____________

Otros síntomas reportados al finalizar el estudio: angina mareo dolor de rodillas, cadera o de pantorrilla otro:____________

Distancia total recorrida en 6 minutos: __________ metros

"Time Up and Go"

Medidas de movilidad en las personas que son capaces de caminar por su cuenta (dispositivo de asistencia permitida)

Nombre__________________________ **Fecha**__________________________

Tiempo para completar la prueba ________________ **segundos**

Instrucciones:

La persona puede usar su calzado habitual y puede utilizar cualquier dispositivo de ayuda que normalmente usa.

1. El paciente debe sentarse en la silla con la espalda apoyada y los brazos descansando sobre los apoyabrazos.

2. Pídale a la persona que se levante de una silla estándar y camine una distancia de 3 metros.

3. Haga que la persona se dé media vuelta, camine de vuelta a la silla y se siente de nuevo.

El cronometraje comienza cuando la persona comienza a levantarse de la silla y termina cuando regresa a la silla y se sienta.

La persona debe dar un intento de práctica y luego repite 3 intentos. Se promedian los tres ensayos reales.

Resultados predictivos

Valoración en segundos

<10 Movilidad independiente

<20 Mayormente independiente

20-29 Movilidad variable

>20 Movilidad reducida

"Sit to stand test"

Nombre____________________________ Fecha____________________________

Tiempo para completar la prueba ________________ segundos

Instrucciones:

1. El paciente debe de tener los brazos cruzados sobre el pecho, con la espalda apoyada en el respaldo de la silla.
2. Utilizar una silla estándar (Utilizar la misma silla). La altura de la silla puede variar y debe de ser entre 43-45 cm
3. Verifique e que la silla no esté asegurada (por ejemplo: recargada en la pared)
4. Instrucciones para el paciente: "Usted debe de pararse y sentarse 5 veces tan rápido como pueda, sin utilizar los brazos para apoyarse y levantarse, empiece cuando diga "AHORA" (Indicar que debe levantarse completamente en cada repetición sin recargarse en el respaldo de la silla. Se permite que se recargue si es mucho esfuerzo, aunque no es lo más recomendado).
5. Tomar el tiempo al decir "AHORA" y terminar cuando el paciente se siente por completo después de completar la 5ta repetición.
6. Realizar un ensayo práctico antes de tomar las mediciones. Si se nota que el paciente no es apto para realizar un ensayo sencillo, con realizar 2 repeticiones es suficiente para comprobar que se han entendido las instrucciones.
7. Si no se logran completar las 5 repeticiones o el paciente ha utilizado los brazos como apoyo, el test no será válido.
8. Tratar de no hablar con el paciente durante el test (Puede reducir la velocidad del paciente).

ANEXO 7. Carta de consentimiento informado

CARTA DE CONSENTIMIENTO INFORMADO
Protocolo de investigación: **"Efecto del ejercicio y complementación nutricional *versus* complementación nutricional sobre el músculo de pacientes en hemodiálisis"**
Servicio de Nefrología. Hospital General de México "Dr. Eduardo Liceaga"

Usted ha sido invitado a participar en un estudio de investigación conducido por los investigadores: Dr. Rafael Valdez Ortiz, Dra. Lucía Monserrat Pérez Navarro y M. en C. Geovana Martin Alemañy del Hospital General de México. Su participación en el estudio incluye la evaluación de su estado de nutrición y estar dentro de alguna de los siguientes grupos:

A) Grupo con ejercicio de resistencia (usando ligas de estiramiento) y ejercicio aeróbico (usando bicicletas) más complementación oral nutricional (consumo de dos latas de alimentación especial para paciente enfermo del riñón)
B) Grupo con complementación oral nutricional (consumo de dos latas de alimentación especial para paciente enfermo del riñón)

Al finalizar la intervención, será una vez más evaluado su estado de nutrición.
Antes de decidir si participa o no debe conocer y comprender cada uno de los siguientes apartados. Este proceso se conoce como consentimiento informado. Siéntase con absoluta libertad para preguntar sobre cualquier aspecto que le ayude a aclarar sus dudas al respecto.

Justificación del estudio:
El ejercicio en cualquiera de sus dos formas: de resistencia (usando ligas de estiramiento) y aeróbico (usando bicicletas) con la complementación oral nutricional (alimentación especial para paciente enfermo del riñón) en pacientes en hemodiálisis con desnutrición asociada a pérdida de musculatura y grasa corporal conocida como "desgaste proteico energético" tienen muchos beneficios en indicadores del estado de nutrición (como el aumento de la masa muscular), y en pruebas de funcionalidad física (mayor tolerancia para poder caminar más), los cuales en conjunto ayudan a mejorar la calidad de vida de los pacientes en hemodiálisis. Sin embargo, a pesar de esto aún no se sabe si la combinación del ejercicio (con ligas y con bicicleta) con el complemento nutricio es mejor para pacientes en hemodiálisis cuando se compara con el complemento nutricio, pero sin ejercicio.

Objetivo del estudio:
Comparar el efecto de la intervención combinada con complementación oral nutricional y ejercicio (con ligas de resistencia y bicicletas) *versus* complementación oral nutricional (dos latas de nutrición especializada para pacientes enfermos del riñón) sin ejercicio durante las sesiones de hemodiálisis durante seis meses en

indicadores del estado de nutrición y funcionalidad física en pacientes adultos de 18 a 60 años en hemodiálisis crónica.

Procedimientos del estudio:

Si usted decide participar se le realizarán los siguientes procedimientos:

1.- Valoración clínica inicial la cual incluye: electrocardiograma y ecocardiograma, y valoración cardiológica integral para saber si presenta alguna enfermedad en el corazón que le impida realizar el ejercicio y por ende participar en el protocolo; evaluación nutricional completa (peso, talla, medición de pliegues cutáneos para valoración de masa grasa y masa libre de grasa, y análisis de composición corporal para conocer si tiene mucha o poca musculatura y el estado de hidratación) y valoración de la fuerza muscular habitual, estos procedimientos se realizarán en el Hospital General, en el área de hemodiálisis.

2.- Medición de indicadores bioquímicos mismos que se tomaran del expediente, siempre y cuando usted esté de acuerdo.

3.- Valoración de la funcionalidad física mediante una prueba de velocidad de la marcha la cual consiste en caminar sin parar durante 6 minutos ("six minute walk"), pararse y sentarse cinco veces de una silla ("sit to stand") y caminar una distancia de tres metros y regresar a su lugar ("Time Up and Go Test"); las cuales serán supervisadas por personal calificado, en caso de que usted se ponga mal, será atendido en ese momento.

4.- Aplicación de un cuestionario para evaluar su calidad de vida llamado KDQOL-SF (Kidney Disease Quality of Life- Short Form) por parte del personal de psicología.

Posteriormente se realizará:

5.- Aleatorización del tratamiento; esto quiere decir que será designado, por azar, a uno de los dos grupos de ejercicio antes mencionado.

6.- En cualquiera de los tres grupos, se le dará un entrenamiento sobre cómo realizar ejercicio durante las sesiones de hemodiálisis, en las cuales siempre estará la M. en C. Geovana Martin Alemañy como responsable del mismo.

7.- Se le entregará y capacitará para llenar una hoja de registro de alimentos de tres días las cuales servirán para conocer su consumo alimentos (un día de hemodiálisis, un día diferente de la sesión de hemodiálisis, y un día de fin de semana).

8.- La intervención representa un riesgo mayor al mínimo para usted.

9.- La duración del estudio será de seis meses. En caso de que usted decida abandonar el estudio, lo puede hacer en el momento que así lo desee.

Molestias y riesgos potenciales:

Su participación en el estudio, por ser un ensayo clínico aleatorizado, se considera un estudio con un riesgo mayor al mínimo. Hasta el momento no se han documentado riesgos a causa de cualquier tipo de ejercicio o de la complementación oral nutricional realizados durante las sesiones de hemodiálisis. Algunos pacientes han reportado sentirse cansados durante la realización de los ejercicios y en ese caso pediríamos que baje la intensidad del ejercicio o en su caso, si usted lo solicita se suspenderá la sesión del ejercicio.

Beneficios posibles para los participantes del estudio:
En estudios realizados anteriormente se ha observado que el ejercicio y la complementación oral (consumo de dos latas de alimentación especial para paciente enfermo del riñón) durante la sesión de hemodiálisis, tienen efectos positivos en el aumento de peso seco, fuerza muscular, mayor consumo de alimentos y en diferentes pruebas de funcionalidad física (mayor tolerancia para poder caminar más) y de esta manera establecer un protocolo de ejercicio para esta población de pacientes y proponerlo como parte del tratamiento habitual.

Alternativas a su participación:

Voluntad de no desear participar en el mismo, la cual será respetada ó contraindicación médica o incapacidad para realizar el ejercicio.
Otras alternativas que han demostrado incrementar el peso seco, la musculatura y la fuerza muscular son el uso de esteriodes (decanoato de nandrolona) y el uso de aminoácidos (encargados de formar masa muscular), sin embargo, el efecto de estas intervenciones no ha demostrado tener los mismos efectos que se han observado con el ejercicio, estos efectos se mantienen a largo plazo y no desaparecen de forma inmediata, además el ejercicio es una estrategia accesible y económica para todos los pacientes.

Aclaraciones:

- La decisión de participar en el estudio es completamente voluntaria y personal
- No habrá ninguna consecuencia desfavorable para usted en caso de no aceptar la invitación
- Si decide participar y en el transcurso del estudio desea retirarse, lo puede hacer, pudiendo informar o no, su decisión será respetada
- No tendrá gasto extra alguno durante el estudio, es decir, no se le pedirá realizar pagos extras ó comprar algún material.
- En el transcurso del estudio usted puede solicitar información actualizada sobre el mismo al investigador responsable, la nutrióloga Geovana Martin Alemañy.
- Toda información obtenida y proporcionada por usted se mantendrá con estricta confidencialidad por el grupo de investigadores
- Cualquier duda usted está en la libertad de preguntar al investigador principal Geovana Martin Alemañy.

Pago por su participación:
Todos los procedimientos del estudio no tienen costo para los participantes, con lo cual no realizará ningún desembolso económico de su parte, pero tampoco, no se dará remuneración alguna por su participación.

Posibles productos comerciales derivables del estudio: Éste estudio no genera ningún producto comercial

Información acerca del estudio: Cualquier duda, aclaración y/o decisión se podrá comunicar con el Dr. Rafael Valdez Ortiz, la Dra. Lucía Monserrat Pérez Navarro la M. en C. Geovana Martin Alemañy (045) 9991552275 los cuales estarán disponibles las 24 horas del día.

Cuidados en caso de urgencia y compensaciones por daños relacionados a su participación en el estudio: Hasta el momento no se ha reportado en la comunidad científica internacional daños a causa del ejercicio, sin embargo, en caso de tener algún tipo de daño o efecto derivado al protocolo será atendido en urgencias de manera inmediata las 24 horas del día en el tiempo que dure el estudio.

Privacidad y confidencialidad: Los datos del estudio serán tratados de forma confidencial, y su utilidad será para investigación médica. Los resultados de este estudio de investigación podrán ser presentados en reuniones de investigación científica o en publicaciones médicas. En estos casos su identidad no será revelada en ninguna de esas presentaciones.

Participación y retiro del estudio: Su participación es VOLUNTARIA. Si usted decide no participar, no se afectará su relación con el Hospital General de México o su derecho para recibir atención médica o cualquier servicio al que tenga derecho. Si decide participar, tiene la libertad para retirar su consentimiento e interrumpir su participación en cualquier momento sin tener que dar explicaciones y sin perjudicar su atención en el Hospital General de México.

Identificación de los investigadores: Si usted tiene preguntas sobre el estudio o presenta cualquier evento derivado de este protocolo puede ponerse en contacto con el Dr. Rafael Valdez Ortiz (HGM) al teléfono (044) 5521285063 ó con la M. en C. Geovana Martin Alemañy (045) 9991552275.

Si usted tiene preguntas acerca de sus derechos como participante en el estudio puede hablar con la Dra. Ma. Georgina Andrade Morales, presidenta del Comité de Ética en Investigación, al teléfono 27892000 ext. 1164.

Declaración del paciente:

Yo, ____ declaro que es mi decisión participar en el estudio "Efecto del ejercicio aeróbico *versus* anaeróbico ambos combinados con complementación oral nutricional durante las sesiones de hemodiálisis en indicadores del estado de nutrición y en funcionalidad física en adultos en hemodiálisis crónica con desgaste proteico energético" Mi participación es voluntaria. He sido informado que puedo negarme a participar o terminar mi participación en cualquier momento del estudio sin que sufra penalidad alguna o pérdida de beneficios. Si suspendo mi participación, recibiré el tratamiento médico habitual al que tengo derecho en el Hospital

General de México y no sufriré perjuicio en mi atención médica o en futuros estudios de investigación. Yo puedo solicitar información adicional acerca de los riesgos o beneficios potenciales derivados de mi participación en el estudio. Puedo obtener los resultados de mis exámenes clínicos si los solicito.

Si usted tiene preguntas sobre el estudio, puede ponerse en contacto con el Dr. Rafael Valdez Ortiz (HGM) al teléfono (044) 5521285063 ó con la M. en C. Geovana Martin Alemañy (045) 9991552275. Si usted tiene preguntas acerca de sus derechos como participante en el estudio, puede hablar con la presidenta del Comité de Ética en Investigación Ma. Georgina Andrade Morales al teléfono 27892000 ext. 1164.

Debo informar a los investigadores de cualquier cambio en mi estado de salud (por ejemplo, uso de nuevos medicamentos) o en la ciudad donde resido, tan pronto como sea posible. He leído y entendido toda información que me han dado sobre mi participación en el estudio. He tenido la oportunidad para discutirlo y hacer preguntas. Todas las preguntas han sido respondidas a mi satisfacción. He entendido que recibiré una copia firmada de este consentimiento informado.

Iniciales del participante. **Firma** Fecha (DD/MM//AAAA)

_________________ __________________

Nombre de quien explica el documento y firma Fecha (DD/MM//AAAA)

Nombre y firma de testigo 1 Fecha (Mes/Día/Año)

___________________________ ___________________________

Dirección: ____

Parentesco: ____

Nombre y firma de testigo 2 Fecha (Mes/Día/Año)

___________________________ ___________________________

Dirección: ____

Parentesco: ____

FSC
www.fsc.org
MIX
Papier | Fördert
gute Waldnutzung
FSC® C083411

Kolibri 360 GmbH
Ferdinand-Jühlke-Straße 7
99095 Erfurt, Deutschland
produktsicherheit@kolibri360.de

Druck:
CPI Druckdienstleistungen GmbH
im Auftrag der
Kolibri 360 GmbH
Ferdinand-Jühlke-Str. 7
99095 Erfurt